Kohlhammer

Hermann Ewald
Kai Vogeley
Raymond Voltz (Hrsg.)

Palliativ & Zeiterleben

Verlag W. Kohlhammer

Dieses Werk einschließlich aller seiner Teile ist urheberrechtlich geschützt. Jede Verwendung außerhalb der engen Grenzen des Urheberrechts ist ohne Zustimmung des Verlags unzulässig und strafbar. Das gilt insbesondere für Vervielfältigungen, Übersetzungen und für die Einspeicherung und Verarbeitung in elektronischen Systemen.
Pharmakologische Daten verändern sich ständig. Verlag und Autoren tragen dafür Sorge, dass alle gemachten Angaben dem derzeitigen Wissensstand entsprechen. Eine Haftung hierfür kann jedoch nicht übernommen werden. Es empfiehlt sich, die Angaben anhand des Beipackzettels und der entsprechenden Fachinformationen zu überprüfen. Aufgrund der Auswahl häufig angewendeter Arzneimittel besteht kein Anspruch auf Vollständigkeit.

Die Wiedergabe von Warenbezeichnungen, Handelsnamen und sonstigen Kennzeichen berechtigt nicht zu der Annahme, dass diese frei benutzt werden dürfen. Vielmehr kann es sich auch dann um eingetragene Warenzeichen oder sonstige geschützte Kennzeichen handeln, wenn sie nicht eigens als solche gekennzeichnet sind.

Es konnten nicht alle Rechtsinhaber von Abbildungen ermittelt werden. Sollte dem Verlag gegenüber der Nachweis der Rechtsinhaberschaft geführt werden, wird das branchenübliche Honorar nachträglich gezahlt.

Dieses Werk enthält Hinweise/Links zu externen Websites Dritter, auf deren Inhalt der Verlag keinen Einfluss hat und die der Haftung der jeweiligen Seitenanbieter oder -betreiber unterliegen. Zum Zeitpunkt der Verlinkung wurden die externen Websites auf mögliche Rechtsverstöße überprüft und dabei keine Rechtsverletzung festgestellt. Ohne konkrete Hinweise auf eine solche Rechtsverletzung ist eine permanente inhaltliche Kontrolle der verlinkten Seiten nicht zumutbar. Sollten jedoch Rechtsverletzungen bekannt werden, werden die betroffenen externen Links soweit möglich unverzüglich entfernt.

1. Auflage 2020

Alle Rechte vorbehalten
© W. Kohlhammer GmbH, Stuttgart
Gesamtherstellung: W. Kohlhammer GmbH, Stuttgart

Print:
ISBN 978-3-17-032015-4

E-Book-Formate:
pdf: ISBN 978-3-17-032016-1
epub: ISBN 978-3-17-032017-8
mobi: ISBN 978-3-17-032018-5

Informationen zu den Autoren und Herausgebern

Achtner, Wolfgang, Apl. Prof. Dr. theol. (†)
Institut für Evangelische Theologie
Justus-Liebig-Universität Gießen
Karl-Glöckner-Str. 21
35394 Gießen

Dietrich, Solveig, MSc (Palliative Care)
Klinik und Poliklinik für Palliativmedizin
Ludwig-Maximilians-Universität München
Marchioninistr. 15
81377 München
E-Mail: solveig-dietrich@gmx.de

Eibach, Ulrich, Prof. Dr. theol.
Pfarrer (i. R.) am Universitätsklinikum Bonn
Systematische Theologie und Ethik
Evangelisch-Theologische Fakultät
Universität Bonn
Am Hof 1
53113 Bonn
E-Mail: eibach@uni-bonn.de

Ewald, Hermann, Dr. med. MSc (Palliative Care)
Katharinen Hospiz am Park
Ökumenisches Zentrum für Hospizarbeit und Palliativmedizin
Mühlenstr. 1
24937 Flensburg
E-Mail: hermann.ewald@t-online.de

Informationen zu den Autoren und Herausgebern

Gaspar, Manfred, M.A., Dipl.-Soz. Päd.
Städtisches Krankenhaus Kiel, 2. Medizinische Klinik
Chemnitzstr. 33
24116 Kiel
E-Mail: manfred.gaspar@krankenhaus-kiel.de

Hatzelmann, Elmar, Dr. rer pol., M.A. Dipl. oec. Univ
Institut für Zeitkompetenz
Beiselestr. 20
82327 Tutzing
E-Mail: info@hatzelmann.de

Kojer, Marina, Hon. Prof. Dr. med. Dr. phil.
Institut für Palliative Care und OrganisationsEthik
IFF – Fakultät für Interdisziplinäre Forschung und Fortbildung
Standort Wien
Universität Klagenfurt
Schottenfeldgasse 29
1070 Wien
E-Mail: marina.kojer@me.com

Kupke, Christian
Gesellschaft für Philosophie und Wissenschaften der Psyche e.V.
c/o Charité Klinik für Psychiatrie und Psychotherapie
Schumannstr. 20/21
10117 Berlin
E-Mail: vorstand@gpwp.de

Schmidt, Stefan, Prof. Dr. phil., Dipl.-Psych.
Universitätsklinikum Freiburg,
Sektion Systemische Gesundheitsforschung
Klinik für Psychosomatische Medizin und Psychotherapie
Hauptstr. 8
79104 Freiburg
E-Mail: stefan.schmidt@uniklinik-freiburg.de

Smeding, Ruthmarijke, Dr. phil. MFA
Academic Palliative and End of Life Care Centre
North West Cancer Research Centre
200 London Rd
Liverpool, L3 9TA/UK
E-Mail: palled@gmx.de

Vogel, David, H. V., Dr. med.
Institut für Neurowissenschaften und Medizin
Kognitive Neurowissenschaften (INM-3)
Forschungszentrum Jülich GmbH & Klinik und Poliklinik
für Psychiatrie und Psychotherapie
Uniklinik Köln
Kerpener Str. 62
50931 Köln
E-Mail: david.vogel@uk-koeln.de

Vogeley, Kai, Prof. Dr. med. Dr. phil.
Klinik und Poliklinik für Psychiatrie und Psychotherapie
Uniklinik Köln
Kerpener Str. 62
50931 Köln
E-Mail: kai.vogeley@uk-koeln.de

Vollmer, Tanja, Prof. Dr. rer. nat.
Technische Universität München
Fakultät für Architektur
Architekturpsychologie am Lehrstuhl für Raumkunst
und Lichtgestaltung
Arcisstraße 21
80333 München
E-Mail: tanja.vollmer@tum.de

Voltz, Raymond, Prof. Dr. med.
Zentrum für Palliativmedizin Uniklinik Köln
Kerpener Straße 62
50937 Köln
E-Mail: raymond.voltz@uk-koeln.de

Wittmann, Marc, lic. phil. Dr. rer. biol. hum. PD Dr. habil. med.
Institut für Grenzgebiete der Psychologie und Psychohygiene
Wilhelmstr. 3a
79098 Freiburg
E-Mail: wittmann@igpp.de

Inhaltsverzeichnis

Informationen zu den Autoren und Herausgebern		5

Vorwort		15

A	**Was ist Zeiterleben?**	

A 1	**Zeiterleben als Erleben von ... Zeit: ein philosophischer Versuch**	**21**

Christian Kupke

A 1.1	Einleitung	21
A 1.2	Zur Form des Zeiterlebens: seine logische Intentionalität	22
A 1.3	Zum Status des Zeiterlebens: seine zeitliche Relativität	23
A 1.4	Das objektive Was im Erleben von ... Zeit: Fluss und Struktur der Zeit	25
A 1.5	Das subjektive Wie im Erleben von ... Zeit: unbewusstes und bewusstes Erleben	28
A 1.6	Die Bedeutung der Gewissheit des Todes für das Erleben von ... Zeit	31

A 2	**Neurale Mechanismen der zeitlichen Organisation unseres Verhaltens**	**36**

Kai Vogeley und Marc Wittmann

A 2.1	Einleitung	36
A 2.2	Verhaltensorganisation in der Zeit (Mikro-Ebene)	39
A 2.3	Lebensgeschichte und Lebensentwurf (Makro-Ebene)	42
A 2.4	Ausblick	45

A 3	**Zeit im Kontext universal religiöser Anthropologie und christlicher Theologie**	**52**

Wolfgang Achtner

A 3.1	Einleitung	52
A 3.2	Das mythisch-zyklische Zeiterleben	54
A 3.3	Das rational-lineare Zeiterleben	58
A 3.4	Die mystisch-holistische Zeitstruktur	64
A 3.5	Bezug zur christlichen Theologie	72

B	**Was verändert unser Zeiterleben?**

B 1	**»Gelebte Zeit« bei Depression und in Todesnähe**	**79**

David H. V. Vogel und Kai Vogeley

B 1.1	Einleitung	79
B 1.2	Die »gelebte Zeit«	81
B 1.3	Die Depression als Störung der gelebten Zeit	83
B 1.4	Die gelebte Zeit und der Tod	85
B 1.5	Sterben und Depressionen	88
B 1.6	Schlussfolgerung und Ausblick	90

B 2 Demenz und Zeiterleben — 95

Marina Kojer
- B 2.1 Einleitung — 95
- B 2.2 Wandel des Zeiterlebens im Alter — 96
- B 2.3 Leben im Augenblick? — 97
- B 2.4 Desorientiertheit, subjektive Realität und Zeiterleben — 99
- B 2.5 Zeitreisen in die Vergangenheit — 101
- B 2.6 Hinweise für die alltägliche Praxis — 106

B 3 Zeiterleben und Umgang mit Zeit bei Patienten der Onkologie und in der Palliativmedizin — 108

Marc Wittmann, Solveig Dietrich, Stefan Schmidt und Tanja Vollmer
- B 3.1 Studie zum subjektiven Zeiterleben von onkologischen Patienten — 109
- B 3.2 Zeiterleben im Kontext der Palliativmedizin — 117
- B 3.3 Überlegungen zur Anpassung der divergierenden Zeitbeziehungen — 121

B 4 Zeitkonzepte und Zeiterleben im Kontext von Palliative Care — 130

Hermann Ewald
- B 4.1 Einleitung — 130
- B 4.2 Zeitkonzepte und Zeiterleben gesunder Menschen — 132
- B 4.3 Zeitkonzepte und Zeiterleben kranker Menschen — 134
- B 4.4 Zeitkonzepte und Zeiterleben emotional naher und pflegender Zugehöriger — 139

B 4.5	Zeitkonzepte und Zeiterleben professioneller Behandler und Unterstützer	141
B 4.6	Würde stärken durch geschenkte Zeit	143
B 4.7	Erfahrungen aus der praktischen Arbeit	144

B 5 Trauer-Zeit: Zeit der Trauer oder Zeit zum Trauern? 151

Ruthmarijke Smeding und Hermann Ewald

B 5.1	Die Zeit in den Griff bekommen	151
B 5.2	Das »Zerfließen« der Zeit bei Sterbenden	153
B 5.3	Der Zwang, Zeitentakte und Rollen zu wechseln	154
B 5.4	Das Triptychon der Trauer	156
B 5.5	Halt finden durch eigene Erfahrungen	157
B 5.6	Spagat zwischen Trauerzeit und Uhrenzeit	159
B 5.7	Für immer	160
B 5.8	Der Zusammenbruch des inneren Weltbilds	162
B 5.9	Das Entstehen eines nächsten inneren Weltbilds	163
B 5.10	Trauer als Ritual	165
B 5.11	»Eigensprache« als Zugang zum nächsten inneren Weltbild	167
B 5.12	Wahrheit und Sinn im Bezug zur gesellschaftlichen Gegenwart	169

C Wie gehen wir mit der Zeit um?

C 1 »Nichts ist planbar, oder doch?« 175

Elmar Hatzelmann

C 1.1	Die Herausforderung	176
C 1.2	Was kann man tun?	177
C 1.3	Ausblick	193

C 2	**Theologische Überlegungen zu Zeit und Ewigkeit im Erleben todkranker Menschen**	**196**

Ulrich Eibach
C 2.1	Vergehende Zeit und Ewigkeit	196
C 2.2	Vergehende Zeit und Ewigkeit im Erleben todkranker Menschen	200
C 2.3	»Erfüllte Zeit« in der vergehenden Zeit	207

C 3	**Über den Umgang mit der Zeit in unterschiedlichen Kulturen**	**210**

Manfred Gaspar
C 3.1	Zeit als zyklisches Geschehen	211
C 3.2	Zeit linear betrachtet	212
C 3.3	Zeitliches Erleben: Uhrzeit versus Ereigniszeit	214
C 3.4	Lebenstempo im Vergleich	218
C 3.5	Zeiterleben im palliativen Kontext	220
C 3.6	Ein zeitloses Ende	221

Vorwort

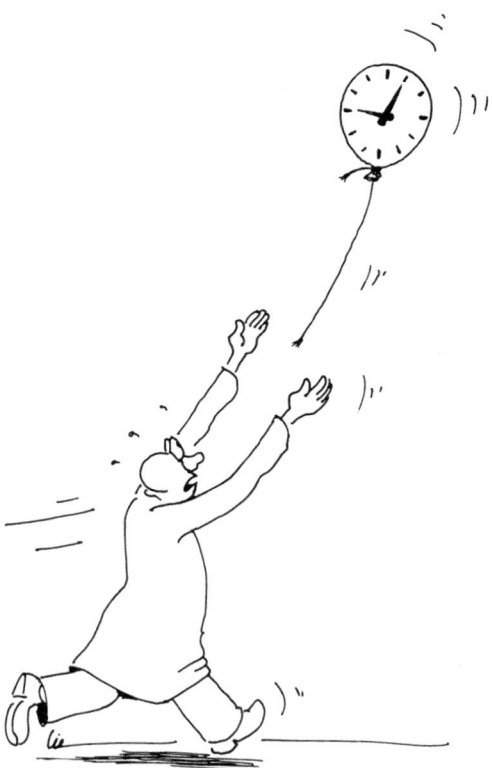

»Eins, zwei, drei im Sauseschritt läuft die Zeit, wir laufen mit.«
Wilhelm Busch 1877

»Nichts [...] ist unser wahres Eigentum außer der Zeit.«
Lucius Annaeus Seneca 62 n. Chr.

»Die gute Zeit fällt nicht vom Himmel, sondern wir schaffen sie selbst; sie liegt in unseren Herzen eingeschlossen.«
Fjodor Dostojewskij 1880

Vorwort

Wesentliche Prinzipien der Palliativversorgung und Hospizarbeit bestehen darin, die Bedürfnisse von Patienten und ihren Angehörigen in den Mittelpunkt zu stellen und ihnen mit einem ganzheitlichen Angebot an Hilfen zu begegnen – diese Aussage ist zwar korrekt, trifft aber nicht den wesentlichen Inhalt. Eine ganzheitliche multiprofessionelle Begleitung von Menschen sollte eigentlich das Ziel jeder Art von Gesundheitsversorgung in allen Lebenslagen sein, obwohl Palliativversorgung und Hospizarbeit diesbezüglich selbstbervständlich mit gutem Beispiel vorangehen können. Der »weiße Elefant« im Raum, das, was oft ignoriert oder bewusst verdrängt wird, ist jedoch die durch eine Krankheit so offensichtlich bewusst gewordene Begrenzung der eigenen Lebenszeit.

Die Zeit und ihre Begrenztheit ist der Kern der Palliativ- und Hospizarbeit. Das Anerkennen der begrenzten Zeit und die offene Auseinandersetzung damit bestimmen das Leben der Patienten und die daraus resultierenden Therapieentscheidungen und Wünsche, insbesondere den, die letzte Lebenszeit so gut wie möglich zu verbringen. Sie bestimmt aber auch die Haltung der haupt- und ehrenamtlichen Mitarbeiter. »Time is of the essence« (engl. Redewendung) oder »Die Zeit ist selbst ein Element« wie Goethe 1823 formulierte.

Wie aber erleben wir die Zeit? Im Alltag sind wir durch die uns alle synchronisierende Uhrzeit getaktet, hetzen von Termin zu Termin, haben keine Zeit, versuchen, mit Achtsamkeitsübungen wieder Zeit zu spüren. Dabei erleben wir Zeit sehr unterschiedlich: im Stau auf der Autobahn vergeht die Zeit sehr langsam, dagegen ist schon wieder ein Jahr vergangen und das Zeiterleben unserer Kinder ist wieder ein anderes.

Was bestimmt also unser Zeiterleben? Hierzu haben die Neurowissenschaft und Psychologie in letzter Zeit Erkenntnisse und Theorien entwickelt, welche uns helfen, uns selbst besser zu verstehen. Wie lange dauert die gefühlte Gegenwart? Warum vergeht manchmal das Zeiterleben schneller und ein andermal langsamer? Aber auch Philosophie und Theologie haben hierzu ihre je eigene Sichtweise.

So kompliziert bereits für Gesunde die Antwort auf die Frage ist, was Zeiterleben bedeutet, desto komplizierter wird es noch, wenn dieses Zeiterleben im Rahmen von Krankheitsprozessen verändert wird. Die gedrückte Stimmungslage von Menschen mit Depressionen, mit einer Verlangsamung von Handlung und Denken verändert selbstverständlich auch ihr Zeitempfinden. Was geschieht, wenn wir uns nicht mehr wirklich an gerade Geschehenes erinnern können, sondern nur noch an lang Zurückliegendes, so wie es typisch für Menschen mit demenzieller Entwicklung ist? Und schließlich natürlich im Bereich Palliativmedizin: Was bedeutet der Übergang von Gesundheit über eine potenziell heilbare Erkrankung bis zu der Erkenntnis, dass diese nicht mehr heilbar ist und das Lebensende absehbar vor einem steht? Wie verändert dies die Sichtweise von Menschen? Hier müssen wir sehr genau auf die Berichte und Erfahrungen der Betroffenen hören, weil wir als Gesunde uns dies selbstverständlich in keiner Weise vorstellen können. Aber auch wir selbst durchlaufen in der Trauerphase unterschiedliche Zeiten oder erleben Situationen so eindrücklich, dass wir uns an manche Minuten noch Jahrzehnte später gut und ganz deutlich erinnern können.

Was bedeutet das nun für unseren Umgang mit der Zeit? Wie gehen wir mit unserer eigenen Lebenszeit um? Welche Konflikte entstehen möglicherweise, wenn unterschiedliches Zeiterleben von betroffenen Patienten und gesunden Helfern aufeinandertreffen? Lassen sich Konflikte manches Mal vielleicht durch das Bewusstmachen unterschiedlichen Zeiterlebens erklären und dadurch sogar lösen? Welche kulturellen Unterschiede im Umgang mit der Zeit sind für unsere praktische Tätigkeit relevant? Und schließlich: Können wir in unserer immer effizienter werdenden Zeit für uns selbst einen guten Umgang mit der eigenen Zeit finden? Wo kann uns vielleicht unsere eigene Spiritualität dabei eine Ressource sein?

Natürlich hat die derzeitige Corona-Pandemie auf viele Aspekte des Zeiterlebens und auf uns alle sehr unterschiedliche Auswirkungen. Ein verstärktes Bewusstsein der eigenen Endlichkeit, eine

Vorwort

geringere äußere Taktung im »gesunden« Leben, körperliche Distanz in Krankheit, Todesnähe und in der Trauer, um nur wenige Aspekte zu nennen. Das Buch wurde vor der Pandemie konzipiert und kann und will daher nicht Aspekte beleuchten, die wir voraussichtlich auch erst mit mehr Abstand umfassend verstehen werden.

Wir alle gehen mit derartigen Herausforderungen und auch dem Thema Zeit unterschiedlich um – von kognitiv-wissenschaftlich bis visuell-emotional. Darf Humor auch bei begrenzter Zeit unserer Patienten sein? Oder empfinden dies manche als geschmacklos? Auch hier haben wir im Buch bewusst die verschiedenen Ebenen des Umgangs mit dem Thema angeschnitten.

Wie auch immer Sie derzeit die Zeit erleben, auf wesentliche Fragen soll dieses Buch Denkanstöße und Antwortversuche geben, vielleicht können Sie damit sogar erste Antworten für sich selbst finden.

Hermann Ewald, Kai Vogeley und Raymond Voltz

A

Was ist Zeiterleben?

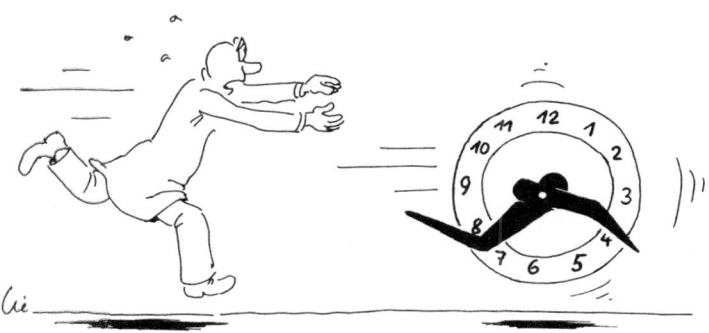

A 1

Zeiterleben als Erleben von ... Zeit: ein philosophischer Versuch

Christian Kupke

A 1.1 Einleitung

Was ist *Zeiterleben*, oder was heißt es, *Zeit* zu *erleben*? *Was* erleben wir, wenn wir Zeit erleben? *Wie* erleben wir sie? Und welche Bedeutung hat die *Gewissheit des Todes* für dieses Erleben? – Bevor diese Fragen angegangen werden können, sollen zunächst *Form* und *Status* des Zeiterlebens reflektiert werden. Dabei wird sich u. a. zeigen, inwiefern sich eine *philosophische* von einer *wissen-*

schaftlichen Analyse des Zeiterlebens unterscheidet und was daher von der vorliegenden Darstellung, die sich als philosophische versteht, legitimerweise erwartet werden kann und was nicht.

A 1.2 Zur Form des Zeiterlebens: seine logische Intentionalität

Sprechen wir vom *Erleben* der Zeit, so sprechen wir von dem, was in der Phänomenologie als *Intentionalität* bezeichnet wird (vgl. Husserl 1901, S. 343 ff.): Erleben ist, logisch gesehen, ein *intentionaler Akt* oder, zeittheoretisch verstanden, ein *intentionales Geschehen*. Intentionalität bedeutet, dass jedes Erleben ein Erleben von ... etwas ist. Das impliziert zwei Aspekte oder ein binäres Schema: Auf der einen Seite – man kann sie die »subjektive« Seite nennen – steht die Intention selbst, das Erleben. Auf der anderen Seite – man kann sie die »objektive« Seite nennen – steht das Intendierte, das Erlebte.

Im vorliegenden Text geht es um das Zeiterleben, also um das Erleben von ... Zeit. Nimmt man das binäre Schema, das darin liegt und das hier durch die Leerstelle der drei Punkte indiziert wird, ernst – wir haben einerseits das (objektiv) Intendierte, die *Zeit*, und andererseits die (subjektive) Intention, das *Erleben-von* –, liegt es nahe, die Analyse des Zeiterlebens an diesem binären Schema auszurichten, also einmal nach dem durch die Intention (objektiv) *Intendierten* zu fragen, der *Zeit*, und dann nach dem (subjektiven) *Erleben-von*, dem Erleben von etwas als *Intention*.

Die hier vorzunehmende Analyse wird sich in ihrer Gliederung an dieser Zweiteilung, aufsteigend vom Objektiven (Teil I) über das Subjektive (Teil II) zum Intersubjektiven (Teil III), orientieren. Aber dabei gilt es zu beachten: Obwohl das Erleben von ... Zeit *binär* schematisiert werden kann, ist es doch eine untrennbare *Einheit*, nämlich eine vom Erleben der Zeit *konstituierte* Einheit: es ist

Zeiterleben. Denn das Erleben von ... Zeit ist eine Aktivität, ein intentionaler Akt, durch den die *Zeit selbst* zur *erlebten Zeit* wird: Das in der Intention unterstellte An-sich der Zeit wandelt sich durch sie zum Für-sich. Das heißt, die Zeit wird durch den intentionalen Akt des Erlebens, durch ihr Erleben, zu einem Gegenstand unseres Erlebens oder zu einem *Phänomen.*

Aber worin gründet diese Phänomenalität? Sie muss in der Charakteristik des Erlebens selbst liegen. Wäre nämlich das Erleben statisch, z. B. als Widerspiegelung oder als behavioraler Reflex, wäre nicht einzusehen, warum im Erleben der Zeit nicht die Zeit *selbst,* das *An-sich* der Zeit zugänglich wäre. Das Erleben ist jedoch dynamisch, d. h. ein Prozess, ein Geschehen, das notwendigerweise der Zeit unterliegt. Also gründet die Phänomenalität der Zeit offenbar in der Zeitlichkeit selbst des Zeiterlebens.

A 1.3 Zum Status des Zeiterlebens: seine zeitliche Relativität

Fragen wir nach dem Erleben von ... Zeit, dem Zeiterleben, so tritt eine Eigentümlichkeit zutage: Die Zeit, die wir erleben, kommt uns in unserem Erleben, anders z. B. als der Raum, immer schon zuvor (vgl. Theunissen 1991, S. 43 f.). Denn es gibt im *Erleben von ... Zeit* eine diesem Erleben selbst nicht zugängliche *Zeit ... des Erlebens,* und zwar im doppelten Sinne: einmal im Sinne des *Geschehens* des Zeiterlebens als eines epistemischen Vorgangs, der in einem Zeitfenster bzw. nach einem spezifischen Zeitmuster verläuft, und sodann auch in dem einer *Geschichte* des Zeiterlebens, in die jeder besondere Akt dieses Erlebens immer schon integriert ist.

Das heißt, für die vorliegende Darstellung ist nicht nur die Zeit ein Phänomen – sie ist je schon *erlebte* Zeit –, sondern auch ihr Erleben ist ein Phänomen – es ist je schon *zeitliches* Erleben. Denn es gibt kein Zeiterleben, das nicht selbst bereits durch das (zeitliche)

Geschehen und die (zeitliche) *Geschichte* des Zeiterlebens bestimmt wäre. Insofern müssen wir aber auch zwischen zwei Formen der Zeitanalyse unterscheiden: derjenigen, die sich entweder dem Geschehen oder der Geschichte des Zeiterlebens, und derjenigen, die sich dem Zeiterleben als solchem, das heißt dem Erleben von ... Zeit selbst zuwendet.

Im ersten Fall handelt es sich um eine *wissenschaftliche* Analyseform: um eine *psychologische* oder *neurowissenschaftliche* bzw. *chronobiologische*, wenn es um das Geschehen des Zeiterlebens (vgl. Pöppel 1989; Brukamp 2009), und um eine *geschichts- bzw. kulturwissenschaftliche*, wenn es um die Geschichte des Zeiterlebens geht (vgl. Dux 1992; Kaempfer 1991, 1996). Beide sind durch das Problem der Zirkularität belastet. Jede wissenschaftliche Analyse setzt nämlich bereits ein bestimmtes, geschichtlich konstituiertes Erleben von ... Zeit voraus: im Falle der Psychologie oder der Neurowissenschaften das wissenschaftlich »objektive« Zeiterleben und im Falle der Geschichtswissenschaften die in diesem Erleben fundierte Vorstellung einer geschichtlichen Zeit.

Im zweiten Fall handelt es sich um eine *philosophische* Analyseform: Sie wendet sich dem Zeiterleben im vollen Bewusstsein der genannten Zirkularität zu. Das philosophische Denken weiß, dass es nur mit dem *Phänomen*, nur mit dem *Für-sich*, nicht mit dem *An-sich* der Zeit zu tun hat: dass ihm die Zeit »objektiv«, als natürliche und geschichtliche, je schon zuvorgekommen ist. Aber es reflektiert dieses Zuvorkommen, das heißt, es ist selbst nicht wissenschaftliche Analyse von Geschehen und Geschichte des Zeiterlebens, aber es anerkennt deren Zeit-Modus: als den einer im Erleben von ... Zeit selbst nicht erlebbaren Zeit, die dieses Erleben gleichwohl bestimmt (vgl. Theunissen 2001; Kupke 2011).

A 1.4 Das objektive Was im Erleben von ... Zeit: Fluss und Struktur der Zeit

A 1.4.1 Zur Idee der Zeit als Fluss: kontinuierliches Übergehen

Das Erleben von ... Zeit von der Zeit selbst her zu denken heißt – versuchsweise –, die Unmittelbarkeit zu rekonstruieren, in der sich die Zeit *dem Erlebenden* oder vielmehr *im* Erleben zeigt, d. h. eine egozentrische Denkperspektive einzunehmen. Aus dieser Perspektive erscheint dem Subjekt die Zeit als ein reines, qualitätsloses Übergehen von Einem zu einem immer wieder Anderen, d. h. als Übergehen nicht zu etwas Besonderem, sondern überhaupt *zu Anderem*: als abstrakte Form von Veränderung. Der russisch-französische Psychiater Minkowski spricht in diesem Zusammenhang unter Rückgriff auf die Zeittheorie Bergsons von *Werden* (vgl. Minkowski 1933, S. 26 ff.).

Greift man hier auf den etymologischen Sinn des philosophischen Fachausdrucks »transzendieren« zurück, der wörtlich nichts anderes meint als »übersteigen«, »übergehen«, kann dieses Werden auch als *Transzendenz* begriffen werden, allerdings als *triviale* Transzendenz des *Seins* (das als *Zeit* verstanden wird) im Unterschied zur *gravialen*, d. h. ethisch-existenziellen oder theologischen Transzendenz eines *Jenseits des Seins*. Transzendenz ist in diesem Sinne das Kennzeichen jeden Erlebens; d. h. dieses ist, weil es Zeiterleben ist, über das Erlebte je schon hinaus, hat es je schon transzendiert.

Diese Transzendenz, dieses Übergehen hat als solches zwei allozentrische Kennzeichen: *Kontinuität*, also auch Dauer, sowie *Richtung*. Es erschöpft sich nicht in dem, zu dem es übergeht; es ist Übergang ohne Unterbrechung oder Ende: unendliches, dauerndes Übergehen. Und es besitzt als solches eine Richtung (vgl. Minkowski 1933, S. 26 und S. 45 ff.). Denn es ist nicht Übergang von Einem zum Anderen und von diesem zurück zum Einen, sondern *reines lineares Fortschreiten* zu immer wieder Anderem, das als *Späteres* durch den Übergang vom *Früheren*, vom immer wieder Einen, dauernd abgetrennt wird.

Der Philosoph McTaggart hat die durch diesen linearen Trennungsprozess entstehende Reihe als »B-Reihe« klassifiziert und ihre Elemente folgendermaßen gekennzeichnet: Jede Position in der Zeit sei früher als einige und später als einige der anderen Positionen. Dabei sei ihre Unterscheidung permanent: Wenn *eine* Position jemals früher sei als *eine andere*, dann sei sie immer früher als diese andere (vgl. McTaggart 1908, S. 67). Das heißt, Eines und ein Anderes werden im Übergehen nicht nur linear *positioniert*, sondern auch *fixiert*. Man kann, wie es Heraklit sagte, nicht zweimal in denselben Fluss steigen. Die Zeit ist dieser Fluss: kontinuierliches, stetiges Übergehen in eine Richtung.

A 1.4.2 Zur Idee der Zeit als Struktur: dynamische Gestalt

Sobald in der Metapher des Zeit-Flusses der allozentrische Gedanke einer linearen Zeit-Richtung gefasst wird, ist, dem *principium significationis* gemäß, auch der der *entgegengesetzten* Zeit-Richtung gefasst. Das ist der logische Grund dafür, warum es richtig ist anzunehmen, dass die sogenannte *Modalzeit* in der allozentrischen Vorstellung eines linearen Zeitflusses bereits vorausgesetzt wird (vgl. Elias 1984, S. 44 f.; Gloy 2006, S. 164–166). In ihr, der Modalzeit, verdichten sich diese beiden Zeit-Richtungen zu einer spezifischen Zeit-Struktur, in der dem Subjekt sowohl das Frühere, das sich ihm als *Vergangenheit* zeigt, als auch das Spätere, das sich ihm als *Zukunft* zeigt, zugänglich ist.

Diese Struktur wird von McTaggart als A-Reihe gefasst. Im Unterschied zur B-Reihe, deren lagezeitliche Bestimmungen statisch sind – ein Ereignis ist *entweder* früher *oder* später als ein anderes (vgl. ▶ Kap. A 1.4.1) – sind die modalzeitlichen Bestimmungen der A-Reihe dynamisch: ein Ereignis, das gegenwärtig *ist*, *war* zukünftig und *wird* vergangen sein (vgl. McTaggart 1908, S. 67). Eben deshalb ist es sinnvoll, statt von einer *Reihe* von einer *dynamischen Ge-*

stalt oder einem *gegenstrebigen Gefüge* zu sprechen: einem Gefüge, das durch zwei Transzendenzen oder Zeit-Strebungen gekennzeichnet ist, die vom strebenden Subjekt, das sich im Zeit-Fluss befindet, »zusammengefügt« werden.

Wie ist dieses »Zusammenfügen« zu verstehen? Wird das Subjekt *reflexiv*, d. h. als *Selbst-Bezug* bestimmt, zugleich aber empirisch als *zeitliches* Subjekt verstanden, dann verhält es sich zu sich selbst auch als einem vergangenen und zukünftigen Subjekt (retentional/protentional, erinnernd/erwartend; vgl. ▶ Kap. A 1.5). Als *erlebendes* Subjekt ist es jedoch für sich *Gegenwart* und deshalb stellt auch sein Vergangenheits- und Zukunfts-Bezug einen Gegenwarts-Bezug dar. Das heißt, die Gegenwart des Subjekts kann stets als Synthese seiner Vergangenheit und Zukunft verstanden werden. Sein Zusammenfügen ist ein synthetisierendes Geschehen (vgl. Theunissen 1991, S. 58 f.; Kupke 2009, S. 46 f., 94 passim).

Die *modale* Zeit ist daher genauer als *dimensionierte* Zeit zu verstehen, ihre Zeit*modi* sind eigentlich Zeit*dimensionen*. Denn so wie die Gegenwart aufgrund ihres Gefügecharakters nicht als statisches Jetzt, sondern als ein *je schon transzendiertes Jetzt* erlebt wird – als »Zeithof« oder »Zeitfeld«, wie Husserl sagt (Husserl 1893, S. 33 und S. 42) –, wird dem Subjekt auch seine Vergangenheit nicht als statischer Block gegenwärtig, sondern als eine Zeit, die ihre eigene, jetzt aber *vergangene Zukunft* hatte, und auch die Zukunft nicht als ein dem Subjekt völlig Fremdes, ganz Anderes, sondern als eine Zeit, die ihre eigene, jetzt noch *zukünftige Vergangenheit* haben wird (vgl. Süsske 2000; Kupke 2011).

A 1.5 Das subjektive Wie im Erleben von ... Zeit: unbewusstes und bewusstes Erleben

A 1.5.1 Unbewusstes, passives Erleben von Zeit: transzendentale Ebene

Viele für unser Leben grundlegende zeitkonstitutive Prozesse werden vom Subjekt *unmittelbar* und *unbewusst* vollzogen. Der Zeitfluss, der als stetiges Übergehen von Einem zum Anderen bestimmt wurde, prägt in diesem Sinne transzendental, d. h, als Bedingung der Möglichkeit von Erleben überhaupt die Intentionalität des Subjekts als eine auf die Zukunft bezogene, ohne dass es dazu eines eigenen bewussten Akts bedarf. Das Subjekt ist gleichsam selbst unaufhörlicher, kontinuierlicher Übergang in die Zukunft; es ist, ließe sich sagen, von der Zeit *getrieben* und so selbst, passiv, von der Zeit *konstituiert*. Denn objektiver Fluss und subjektives Fließen sind hier eins: eine einzige Intention.

Den objektiven Fluss jedoch teilt das Subjekt mit den Dingen. Als der zeitlichen Veränderung lediglich unterworfen, unterscheidet es sich daher nicht von ihnen. Erst als zeitlich *strukturierendes* ist es überhaupt *lebendes* und insofern *erlebendes* Subjekt, ist sein Erleben, auch das seines eigenen Zeitflusses, möglich. Lässt sich vom »élan vital« (Bergson), vom »personalen Elan« (Minkowski) oder vom »vitalen Geschehen« bzw. »Werdedrang« (Straus, Gebsattel) überhaupt nur als – unmittelbar oder mittelbar – *erlebtem* Elan, Drang usw. reden, so ist mit ihrem Leben und Erleben bereits eine transzendentale Struktur der Zeit vorausgesetzt, die in diese Thematisierung selbst nicht eingeht.

Es ist die Struktur, deren Aufweis wir den zeitphänomenologischen Analysen Edmund Husserls zu verdanken haben (vgl. Husserl 1893). Demnach ist jedes Erleben ein Erleben-von, ein intentionales Geschehen, das als eine *reflexive, aber passive Synthese* dreier intentionaler Akte verstanden werden kann: eines die unmittelbare Vergangenheit konstituierenden Akts *primärer Erinne*-

rung (Retention), eines die unmittelbare Zukunft konstituierenden Akts *primärer Erwartung* (Protention) und eines die Gegenwart im reflexiven Selbstbezug, vermittelt über die Protention und Retention, konstituierenden Akts der *Gegenwärtigung* (Präsentation).

Husserl verdeutlicht diese Struktur am Beispiel des Erlebens einer Tonfolge: Um eine *Tonfolge* und nicht nur einzelne Tonfragmente wahrnehmen zu können, muss sich ihm zufolge durch die *Retention* bereits aus dem Aktualbewusstsein verschwindender Tonereignisse und die *Protention* allererst ins Aktualbewusstsein tretender Tonereignisse *hindurch*, d.h. in einem stetigen Synthetisierungsprozess, das Subjekt den Verlauf der musikalischen Tonfolge *präsent* halten. Zumindest können wir es uns Husserl zufolge nicht anders denken und es in unserer Gestaltphänomenen gegenüber hilflosen Sprache auch nicht anders darstellen (vgl. Husserl 1893, S. 33 f., S. 163 und S. 169 f.; Kupke und Vogeley 2009, S. 137 ff.).

A 1.5.2 Bewusstes, aktives Erleben von Zeit: biographische Ebene

Die von Husserl beschriebene passive Zeitsynthese, durch die überhaupt ein Erleben möglich wird, ist dem *Bewusstsein*, als einem abkünftigen Modus dieses Erlebens, nicht zugänglich. Sie kann uns zwar, z. B. in einer phänomenologischen Beschreibung, bewusst werden, aber da unser Bewusstsein durch sie strukturiert ist, sie also selbst die fundamentale Struktur ist, in der das Bewusstsein Veränderungen erfährt, kann es sie nicht modifizieren. Allenfalls Psychopharmaka oder Drogen könnten auf dieser ersten – mikrologischen – Ebene eine Wirkung entfalten (vgl. Heimann 1989, S. 63 ff.).

Erst auf einer zweiten – makrologischen – Ebene oder Schicht der Zeitsynthese, die nicht nur einen *erkenntnis-*, sondern auch einen *biographie*konstitutiven Status hat, gibt es die Möglichkeit der bewussten Modifikation. Auch hier ist das Erleben zunächst durch die *Richtung* und *Kontinuität* des Zeit*flusses* geprägt (vgl. ▶ A 1.4.1).

Das Subjekt wird sich seiner Kontinuität und Richtung jedoch *bewusst*, d. h. der Zeitfluss ist dem Bewusstsein *gegenwärtig*. Das Subjekt *weiß*, dass die Zeit einen einsinnigen Verlauf hat: vom Früheren zum Späteren; und es weiß ebenso, dass es diese Richtung aktual nicht umkehren, zu keinem früheren Wahrnehmungszustand zurückkehren kann.

Dieses Wissen setzt jedoch bereits *bewusste* und *aktive* Prozesse der Erinnerung und Erwartung voraus, die Husserl zur besseren Unterscheidung von den unbewussten und passiven als *sekundäre* Erinnerung und Erwartung bezeichnet (vgl. Husserl 1928, S. 365 ff.): Das Subjekt erinnert sich z. B. an eine *frühere* Wahrnehmung und verknüpft sie mit einer *gegenwärtigen*, oder es erwartet die Wahrnehmung von etwas, das es sich schon jetzt *vergegenwärtigen* kann usw. In diesen bewussten Intentionen konstituieren sich also auf einer höheren, komplexeren Stufe erneut Erkenntnisse, aber sie sind nun Teil der Biographie eines sich bewusst in der Welt orientierenden Subjekts (vgl. Kupke 2011).

Das unbewusste ist dabei dem bewussten Zeiterleben nicht äußerlich, sondern in es *integriert*. Es ist sein *Implement*. Umgekehrt aber erweitert das bewusste das unbewusste Zeiterleben, so dass es in dieses gerade *nicht* integriert sein kann. Es ist dessen *Emergent* (zur Terminologie vgl. Elias 1987, S. 185 ff.; Kupke 2008). Das sekundäre Zeiterleben baut *ontologisch* auf das primäre auf, aber dieses ontologisch Sekundäre ist, *existenziell* gesehen, gerade das Primäre: Dass die Zeit einsinnig verläuft, aber auch strukturiert ist, dass sie nicht nur die Zeit dinglicher, sondern lebendiger Wesen ist, gewinnt für das seiner selbst bewusste Wesen »Mensch« *gravierende, existenzielle* Bedeutung.

A 1.6 Die Bedeutung der Gewissheit des Todes für das Erleben von ... Zeit

A 1.6.1 Bewusstsein und Gewissheit des Todes: der Tod als das ganz Andere

Wodurch gewinnen der Zeitfluss und seine Struktur, das Fließen der Zeit und ihre Strukturierung für das Subjekt existenzielle, graviale Bedeutung? Durch die Gewissheit des Todes. Denn *ontologisch* gesehen ist die Zeit ein totales, unendliches Medium. Ihr Fluss, ihr triviales Transzendieren von Einem zu Anderem und immer wieder Anderem ist endlos. Und auch ihre Struktur, die die Struktur dieses Flusses ist, kennt keinen Tod. Ohne ihn wäre auch die dimensionale Strukturierungsleistung des Subjekts, die Synthese der Zeit aus Gegenwart, Vergangenheit und Zukunft, ohne Ende. Die Zeit wäre *unendliche* Zeit.

Durch das Bewusstsein des Todes jedoch verändert sich alles. Im Sinne des vorgestellten binären Schemas kann man die Frage stellen, ob diese Veränderung tatsächlich die Zeit als das *Intendierte*, das »Objekt« und nicht vielmehr nur deren *Intention*, das »Subjekt« betreffe; denn nicht die Zeit sterbe, sondern das einzelne Subjekt. Aber nimmt man den schon verdeutlichten phänomenologischen Grundsatz ernst, dass uns die Zeit nur als *erlebte*, nur in ihrem *Für-uns*, nicht aber in ihrem *An-sich* zugänglich ist, wird man mit aller Vorsicht sagen können: Die ontologisch unendliche Zeit wird durch das Todesbewusstsein *für das Subjekt* zur existenziell endlichen, sie wird *ver-andert*.

Worin besteht diese Ver-Anderung (zur Terminologie vgl. Kupke 2003, S. 105 ff.)? Alles, was in den dimensionalen, auf die Zukunft bezogenen Erwartungshorizont des Bewusstseins tritt, kann prinzipiell Teil der Biographie eines einzelnen Subjekts werden (vgl. ▶ Kap. A 1.5.2). Der Tod jedoch, anders als das Sterben, kann niemals Teil der Biographie des ihn erwartenden Subjekts werden: er ist kein *zeitliches Geschehen*, sondern gerade das *ganz Andere* dieses Geschehens, das *zeitlos Unbekannte*, das in den zeitlichen Selbst-Bezug des Subjektes in keiner Weise eingebunden werden kann. Denn, wie Epikur richtig sagt, gilt für den Tod:

> »Solange wir da sind, ist er nicht da, und wenn er da ist, sind wir nicht mehr.« (Epikur 1973, S. 41)

Das heißt: Durch den Tod wird die ontologisch sekundäre, aber existenziell primäre Erwartungs- und damit Synthetisierungsleistung des Subjekts *sistiert*. Sie gerät an eine absolute Grenze und damit unter die Herrschaft dieses ganz Anderen, das es nicht mehr relativieren, d. h. in jene zeitliche Synthese implementieren kann, die die einzige Form des Widerstands des Subjekts dagegen ist, vom Strom des reinen ontologischen Verfließens der Zeit aufgesogen zu werden. Dieser Widerstand zerbricht an der Grenze des Todes. Das zeitliche Subjekt ist durch den Tod, der das radikal Zeitlose ist und gerade durch die Zeit auf das Subjekt zukommt, in einer Weise überfordert, dass es an der »Krankheit zum Tode« (Kierkegaard) zu zerbrechen droht.

A 1.6.2 Die Übernahme des Todes durch die Anderen: existenzielle und soziale Verantwortung

Wenn aber der Tod das der erlebbaren Zeit gegenüber ganz Andere ist, wie kommt dann die *Gewissheit* des Todes zustande? Das einzelne Subjekt kann sich ja des Todes nicht selbst versichern, in keinem Erleben und deshalb auch in keinem Vorlaufen, Erwarten oder Antizipieren. Es kann sich des Todes nur durch *andere* Subjekte versichern. Oder anders gesagt: *Der Tod ist immer der Tod der Anderen*. Es sind die Anderen, die verstorben sind, aber es sind auch die Anderen, die immer wieder Anderen, die zurückbleiben und weiterleben. Die scheinbar absolute Grenze des Todes ist in ihnen immer wieder aufs Neue aufgeschoben. Sie, die Anderen, sind, buchstäblich, der *Aufschub des Todes*.

Das aber bedeutet: Der Tod ist kein *subjektives* Ereignis – als subjektives ist er vielmehr ein am Ende unaufschiebbares Nicht-Ereignis –, sondern ein *intersubjektives*: ein zwischen den Subjekten aufschiebbares Ereignis. In ihm, diesem intersubjektiven Ereignis, wird sich der Mensch seiner subjektiven Endlichkeit, seiner Sterblichkeit bewusst. Aber der Schock dieser Endlichkeit wird im Erleben des Todes eines Anderen zugleich auch gemildert – durch die *Übernahme des Todes des Anderen durch Andere*: durch das *gemeinschaftliche* Gedenken und die Solidarität der Zurückbleibenden mit den Trauernden und die *gesellschaftliche* Minimal-Verpflichtung der anderen Anderen, die stets zukünftige Kette des Sinns nicht abreißen zu lassen.

Genau in dem Moment, in dem die triviale Transzendenz der Zeitsynthese durch das ganz Andere unterbrochen wird, die Synthese zusammenbricht, zeigt sich also die Möglichkeit einer gravialen Transzendenz, die im intersubjektiven Ursprung der Todesgewissheit gründet. Das triviale *Übergehen* von Einem zum Anderen erhält einen neuen, gravialen Sinn: den der *Übernahme* des existenziellen Sinns des Einen durch die Anderen, der Konstitution eines symbolischen Bandes, durch das der Stab der existenziellen Verantwortung an Andere weitergegeben wird. Genau hierin liegt der Kern aller sozialen Verantwortung, die durch den Tod in die eigene existenzielle Verantwortung hineinragt und so selbst zur existenziellen wird.

Existenzielle und soziale Verantwortung können also, kraft des Todes, nicht voneinander getrennt werden: Es ist am Ende das Faktum des Todes, das das soziale Band knüpft: das *sichere* Faktum des individuellen, aber auch das *unsichere* des allgemeinen Todes, des Todes der Menschheit. Denn für den allgemeinen Tod gilt *mutatis mutandis* das Gleiche, was auch schon für den individuellen Tod gilt: Seine Tragik könnte nur gemildert werden, wenn er von Anderen – oder mindestens *einem* Anderen – übernommen würde. Die Möglichkeit einer solchen Übernahme kann jedoch nicht *gewusst* werden; an sie kann man nur *glauben*. Philosophie ginge in Theologie über.

Literatur

Brukamp K (2009) Mind. A-Head of Time. In: Chronobiology and Chronopsychology. Hrsg. von Baudson TG, Seemüller A und Dresler M. Pabst Science Publishers. Lengerich. S. 36 ff.

Dux G (1992) Die Zeit in der Geschichte. Ihre Entwicklungslogik vom Mythos zur Weltzeit. Frankfurt am Main: Suhrkamp Verlag.

Elias N (1984) Über die Zeit. Arbeiten zur Wissenssoziologie II. Frankfurt am Main: Suhrkamp Verlag.

Elias N (1987) Engagement und Distanzierung. Arbeiten zur Wissensoziologie I. Hrsg. von Schröter M. Frankfurt am Main: Suhrkamp Verlag.

Epikur (1973) Philosophie der Freude. Hrsg. und übersetzt von Mewaldt J. Stuttgart: Alfred Kröner Verlag.

Gloy K (2006) Zeit. Eine Morphologie. Freiburg/München: Verlag Karl Alber.

Heimann H (1989) Zeitstrukturen in der Psychopathologie. In: Die Zeit. Dauer und Augenblick. Hrsg. von Gumin H und Meier H. München: Piper Verlag. S. 59 ff.

Husserl E (1893) Texte zur Phänomenologie des inneren Zeitbewußtseins (1893–1917). Hrsg. von Bernet R. Hamburg: Meiner Verlag. 1985.

Husserl E (1901) Logische Untersuchungen. Zweiter Band: Untersuchungen zur Phänomenologie und Theorie der Erkenntnis. I. Teil. Tübingen: Max Niemeyer Verlag. 1980.

Husserl E (1928) Vorlesungen zur Phänomenologie des inneren Zeitbewußtseins. Hrsg. von Heidegger M. Halle: Max Niemeyer Verlag.

Kaempfer W (1991) Die Zeit und die Uhren. Frankfurt am Main: Insel Verlag.

Kaempfer W (1996) Zeit des Menschen. Das Doppelspiel der Zeit im Spektrum der menschlichen Erfahrung. Frankfurt am Main: Insel Verlag.

Kupke C (2003) Die andere Zeit des melancholischen Leidens. Ein philosophischer Beitrag zur Psychopathologie. In: Das Maß des Leidens. Hrsg. von Heinze M, Kupke C und Kurth C. Würzburg: Verlag Königshausen & Neumann. S. 79 ff.

Kupke C (2008) Psyche zwischen Natur und Kultur. Eine dialektische Analyse. In: Psyche zwischen Natur und Kultur. Hrsg. von Vogeley K, Fuchs T und Heinze M. Lengerich/Berlin: Pabst Science Publishers/Parodos Verlag. S. 9 ff.

Kupke C (2009) Der Begriff Zeit in der Psychopathologie. Berlin: Parodos Verlag.

Kupke C (2011) Die Zeitlichkeit biographischer Erfahrung. Für ein erweitertes Verständnis des Biographiekonzepts. In: Journal für Philosophie & Psychiatrie. Juni 2011; http://www.jfpp.org/83.html (Zugriff am 16.01.2020).

Kupke C, Vogeley K (2009) Constitution of Cognition in Time. In: Chronobiology and Chronopsychology. Hrsg. von Baudson TG, Seemüller A und Dresler AM. Lengerich: Pabst Science Publishers. S. 121 ff.

McTaggart J E (1908) Die Irrealität der Zeit. In: Klassiker der modernen Zeitphilosophie. Hrsg. von Zimmerli W Ch. und Sandbothe M. Darmstadt: Wissenschaftliche Buchgesellschaft. 2007. S. 67 ff.

Minkowski E (1933) Die gelebte Zeit. I. Über den zeitlichen Aspekt des Lebens. Salzburg: Otto Müller Verlag. 1971.

Pöppel E (1989) Erlebte Zeit und die Zeit überhaupt. Ein Versuch der Integration. In: Die Zeit. Dauer und Augenblick. Hrsg. von Gumin H und Meier H. München: Piper Verlag. S. 369 ff.

Süsske R (2000) Das Leiden an der vergangenen Zukunft. In: Zeit und Zeitlichkeit. Hrsg. von Kupke C. Würzburg: Verlag Königshausen & Neumann. S. 139 ff.

Theunissen M (1991) Können wir in der Zeit glücklich sein? In: ders., Negative Theologie der Zeit. Frankfurt am Main: Suhrkamp Verlag. S. 37 ff.

Theunissen M (2001) Reichweite und Grenzen der Erinnerung. Tübingen: Mohr Siebeck Verlag.

A 2

Neurale Mechanismen der zeitlichen Organisation unseres Verhaltens

Kai Vogeley und Marc Wittmann

A 2.1 Einleitung

Unser phänomenales Bewusstsein oder subjektives Erleben ist konstitutiv an das Erleben von Zeit gebunden (James 1890). Nur das Erleben von Zeit erlaubt es uns, ein Bewusstsein von Objekten zu haben, die über die Zeit andauern:

A 2 Neurale Mechanismen der zeitlichen Organisation unseres Verhaltens

»Consciousness of temporal objects as temporal [...] a special kind of awareness of temporal objects – an awareness of them as enduring« (van Gelder 1999, S. 245)

Natürlich muss Bewusstsein die Zeit nicht als psychologische Kategorie enthalten, eher existieren und erleben wir gewissermaßen in der Zeit:

»We exist within a transparent web of time« (Varela 1999, S. 266)

Zeit ist stets eine implizite Kategorie. Das Erleben von Zeit kann aber auch explizit werden, wenn wir beispielsweise den Verlauf der Zeit oder eine Zeitdauer einschätzen sollen. Dies geschieht häufig nur implizit als eine Art Fehlersignal, wenn wir nämlich bemerken, dass etwas zu schnell vorüber ist (z. B. ein spannender Film) oder aber zu langsam vergeht (z. B. ein langweiliger Vortrag). In den letzten Jahrzehnten hat eine Fülle von Studien auf psychologische Prozesse und ihre neuralen Korrelate fokussiert, die Zeit als expliziten Gegenstand der Wahrnehmung hatten, z. B. in Untersuchungen zur Zeitdauerschätzung (Johnston und Nishida 2001; Meck 2005; Meissner und Wittmann 2011; Pollatos et al. 2014; Teki 2016; Wittmann 1999, 2013, 2015). Wir wollen uns in dem vorliegenden Text aber auf die Frage konzentrieren, in welcher Weise zeitliche Prozesse Handlungs- und Lebensvollzüge konstituieren und bestimmen (Kupke 2009).

Eine zeitliche Organisation des Verhaltens und Erlebens kann auf mindestens zwei verschiedenen Ebenen zum Gegenstand gemacht werden, die wir hier als »Mikro-Ebene« und »Makro-Ebene« bezeichnen. Auf der Mikro-Ebene entfalten sich unsere konkrete Handlungsplanung und unser Handlungsvollzug in der Zeit in vergleichsweise kurzen Zeitabständen von Sekunden oder auch nur Bruchteilen von Sekunden. Die adäquate zeitliche Abstimmung aller sensomotorisch gesteuerten Tätigkeiten einschließlich sprachlicher und nicht sprachlicher Kommunikation, der Navigation im Straßenverkehr oder der Bewegungsabläufe beim Sport findet auf dieser Mikro-Ebene statt. Zeit wird auf dieser Mikro-Ebene nicht unbedingt bewusst erlebt, sie dient vielmehr der Organisation unseres unmittelbaren Verhaltens, sodass wir die zeitliche Dimension implizit oder indirekt anhand des Ergebnisses von Handlungsvollzügen erleben. Auf dieser Ebene spielt sich auch die von Husserl konzeptualisierte passive Synthese der sogenannten Präsentation während eines aktuellen Augenblicks aus dem Zusammenwirken von Retention und Protention ab (Husserl 1928), so dass ein ständig fließender, kontinuierlicher Übergang von Moment zu Moment entsteht.

Von dieser Mikro-Ebene unterscheidet sich in verschiedenen Hinsichten die Makro-Ebene. Auf der Makro-Ebene erleben wir Zeit bewusst, nämlich zunächst als das »Vergehen« von irreversibel auf die Zukunft gerichtete Zeit (James 1890; Minkowski 1971). Auf dieser Grundlage werden uns dann auch die Dimensionen von Zeit, nämlich Vergangenheit, Gegenwart und Zukunft, bewusst oder explizit zugänglich. Hier handelt es sich um die Ebene, auf der wir unsere eigene Biographie oder Lebensgeschichte erinnern und unseren eigenen Lebensentwurf planen. Prozesse auf der Mikro-Ebene sind konstitutiv für die Prozesse auf der Makro-Ebene, Prozesse der Makro-Ebene können aber nicht auf die Mikro-Ebene reduziert werden (Vogel et al. 2018).

Interessiert man sich für die zugrundeliegenden neuralen Korrelate der Zeitverarbeitung aus einer wissenschaftlichen Außenperspektive, spricht man am besten von kognitiven Leistungen, die auf der Funktionstüchtigkeit unseres Gehirns basieren. Bewusstsein ist dabei »subjective experience of cognitive function« und wird damit ein »concomitant phenomenon of cognition« (Fuster 2003, S. 249). Daraus ergibt sich bereits, dass die neuralen Korrelate des Bewusstseins als eine Menge verteilter neuraler Prozesse im Gehirn zu verstehen sind (Fuster 2003, S. 256). Welche Rolle die Prozessierung von Zeit für unser Verständnis des Kognitionsbegriffs hat, wird auch an der aktuellen Diskussion von »4e cognition« deutlich. Darunter ist zu verstehen, dass kognitive Prozesse nicht in abstrakter Isolation, sondern sinnvoll nur in Interaktion mit dem Körper, der das kognitive System trägt, sowie einer Umwelt zu verstehen sind im Sinne der 4e cognition: extended, embodied, enactive, embedded cognition (Barsalou 2008; 2010; Clark 1997; Noë 2004).

A 2.2 Verhaltensorganisation in der Zeit (Mikro-Ebene)

Wenn wir auf die Planung des Verhaltens in der Zeit fokussieren, dann greifen wir dabei auf Erinnerungsbestände zurück sowie auf aktuelle Wahrnehmungsinhalte, um auf deren Grundlage Handlungen für die unmittelbare oder spätere Zukunft vorzubereiten. Schon einfache bewusste Wahrnehmungen machen Kontinuität in der Zeit notwendig (Fuster 2003, S. 251). Bei dem Versuch, die funktionale Rolle des präfrontalen Kortex im Gehirn von Säugetieren zu bestimmen (Fuster 1997, S. 2), und nach Durchsicht der einschlägigen Literatur kommt der Neurowissenschaftler Joaquin Fuster zu der Einsicht, dass der präfrontale Kortex genau dieser Funktion der Organisation des Verhaltens in der Zeit dient. Fuster unterscheidet dabei die drei Zeitdimensionen Vergangenheit, Gegenwart und Zukunft. Der Vergangenheit ordnet er das psychologische Konstrukt des Arbeitsgedächtnisses (working memory) zu, der Gegenwart die Interferenzkontrolle (interference control) und der Zukunft die Handlungsvorbereitung (preparatory set) (Fuster 1997, 2003; Vogeley und Kupke 2007). Es ist die zentrale Aufgabe des präfrontalen Kortex, das Verhalten des Organismus in der Zeit zu organisieren: »Integration across time is a basic function of the prefrontal cortex and the basis of its cardinal role in the temporal organization of behavior.« (Fuster 2003, S. 109).

Das mit der Vergangenheit assoziierte Arbeitsgedächtnis (working memory) ist dabei retrospektiv tätig (Fuster 1997, S. 230), es weist einen ständig wechselnden Inhalt auf, der gewissermaßen »online« bereitgehalten wird und einen operationalen Charakter hat (Fuster 1997, S. 231). Das Arbeitsgedächtnis ist dabei besonders relevant für die Vorbereitung von konkreten Handlungen (Fuster 1997, S. 230). Die mit der Zukunft assoziierte Handlungsvorbereitung (preparatory set) hat die Aufgabe, Handlungen vorzubereiten (Fuster 1997, S. 232). Im Gegensatz zum Arbeitsgedächtnis ist die Handlungsvorbereitung daher prospektiv tätig. Ein sehr ausführlich in den letzten Jahren diskutierter Beleg ist das sogenannte Bereitschaftspotenzial, das etwa im Zeitraum von einer Sekunde unmittelbar vor einer ausgeführten Handlung beobachtet werden kann (für eine umfassende und kritische Diskussion siehe auch Schmidt et al. 2016). Mit anderen Worten geht Aktivität im präfrontalen Kortex der Handlungsinitiierung im motorischen Kortex voraus. Diese besonders dem dorsolateralen Teil des präfrontalen Kortex zugeordnete Funktion lässt sich sowohl bei nichtmenschlichen Primaten (Hoshi und Tanji 2004) als auch beim Menschen zeigen (Johnson-Frey et al. 2005; Den Ouden et al. 2005). Die der Gegenwart zugeordnete hemmende Funktion (interference control) wird von Fuster als die dritte integrative Funktion des sogenannten präfrontalen Cortex (PFC) angesehen. Sie ist wichtig bei dem Schutz der Struktur oder der »Gestalt« des Verhaltens gegenüber störenden internen oder externen Einflüssen, die in Konflikt zur Handlungsplanung stehen können. Fuster setzt Gedächtnis und Gedächtnisabruf mit einer Form der selektiven Aufmerksamkeit, nämlich der Aufmerksamkeit für interne Prozesse gleich (Fuster 1997, S. 236 f.). Dass die Aufmerksamkeit von der Funktionstüchtigkeit des PFC abhängt, ist gut belegt (Stephan et al. 2004).

Das resultierende Konzept der Organisation von Verhalten in der Zeit ist im Wesentlichen auf der Möglichkeit der Entwicklung von überzeitlichen Beziehungen (cross-temporal contingencies) wie Schemata, Ziele oder Handlungsintentionen aufgebaut. Die Komponenten des Arbeitsgedächtnisses und der Handlungsvorbereitung gleichen Vergangenheit und Zukunft gegeneinander ab (Fuster 1997, S. 236). Es resultiert eine einheitliche, holistische Struktur im Sinne einer zeitlichen »Gestalt«, ähnlich einer Melodie (Fuster 1997, S. 215). Vermutlich muss aber angenommen werden, dass der PFC zwar zeitliche Abstände bei der Verhaltensplanung überbrücken kann, diese aber nur in einem vergleichsweise kurzen Zeitfenster stattfinden, etwa in einer Kette von Handlungen, im rationalen Diskurs oder bei der Generierung von Sprache (Fuster 1997, S. 4). Das zeigen Studien, die eine Beteiligung des dorsolateralen PFC in einer auditorischen Zeitschätzungsaufgabe belegen (Nenadic et al. 2003). Daneben sind auch andere Regionen beteiligt, unter anderem das Cerebellum sowie der Temporallappen bei einer expliziten prospektiven Zeitintervall-Produktionsaufgabe (Tracy et al. 2000). Zeitliche Informationsverarbeitung im Gehirn auf der Mikro-Ebene ergibt sich damit als ein komplexer verteilter Prozess zwischen modalitätsspezifischen kortikalen Arealen und zusätzlichen präfrontalen Arealen und dem Striatum, die dem Gedächtnis und der Aufmerksamkeit zugeordnet werden können. Der unmittelbar gefühlte Zeitverlauf im Sekundenbereich könnte zudem von der Wahrnehmung von Körperpozessen und ihrer Repräsentation im insularen Kortex abhängen (Wittmann 2013). Diese grundlegende verkörperte Wahrnehmung von Zeit würde auf der neuronalen Ebene des PFC zu einem Ganzen der überzeitlichen Wahrnehmung integriert werden.

Die Verbindung des PFC mit dem Zeiterleben wird auch an Störungen des Zeiterlebens bei psychischen Erkrankungen deutlich. Das sogenannte autonoetische Bewusstsein als die Fähigkeit, Erlebnisse der eigenen Lebensgeschichte mental wieder zu durchleben, ist an die Integrationsfähigkeit in der Zeit gebunden, die verschiedene Aspekte von Ereignissen miteinander verknüpfen kann. Patienten mit Schizophrenie zeigten eine verringerte Wiedererkennungsrate und eine Reduktion des autonoetischen Bewusstseins (Danion et al. 1999). Auf der Ebene des Gehirns lassen sich ebenfalls Dysfunktionen des PFC bei Schizophrenie nachweisen. Bei einer auditorischen Zeitschätzungsaufgabe und einer Frequenz-Diskriminierungaufgabe zeigten Patienten mit Schizophrenie eine geringere Aktivierung des PFC und des Nucleus caudatus (Volz et al. 2001; Yang et al. 2004). Unter dem Stichwort einer sogenannten »kognitiven Dysmetrie« ist postuliert worden, dass bei der Schizophrenie eine komplexe Störung der Kommunikation zwischen neokortikalen, zerebellären und thalamischen Signalen vorliegen könnte (Andreasen 1999; Andreasen et al. 1999).

A 2.3 Lebensgeschichte und Lebensentwurf (Makro-Ebene)

Über einzelne Wahrnehmungen oder Wahrnehmungs-Handlungskopplungen hinaus existiert aber auch eine narrative Dimension des Zeiterlebens, die langfristig ausgerichtet ist, also umschreibbar ist mit narrativem Selbst, »flow of time related to personal identity« oder »continuity of self« (Varela 1999, S. 273 ff.). Das Erleben der Gegenwart im Sinne eines Jetzt-Erlebens ist bereits das Korrelat einer Anordnung von miteinander verbundenen neuronalen Oszillationen, die eine transiente Synchronie über einen bestimmten Zeitraum aufrechterhalten. Diese oszillatorischen Prozesse zwischen Integration und Relaxation könnten das Korrelat des Jetzt-Erlebens darstellen (Varela 1999, S. 274 ff.). Daraus ergibt sich auch die Konsequenz:

> »Now is not a mere temporal location [...] it is a space we dwell in rather than a point that an object passes by or through.« (Varela 1999, S. 278)

Dagegen sind mittelfristige und längerfristige Erinnerungen an zurückliegende Ereignisse der eigenen Lebensgeschichte oder Vorausplanungen in der Zeit nicht von der Tätigkeit des PFC, der im Bereich bis mehrere Sekunden operiert, in der gleichen Weise abgedeckt. Hier scheint in einer besonderen Weise das sogenannte Voreinstellungsnetzwerk (default mode network, DMN) oder das sogenannte Ruhenetzwerk des Gehirns (resting-state network) eingebunden zu sein.

Das DMN ist in einer mittlerweile kanonisch zu nennenden Arbeit des amerikanischen Neurologen Marc Raichle beschrieben worden (Raichle et al. 2001). Üblicherweise werden kognitiv-neurowissenschaftliche Untersuchungen in einer kontrollierten Weise durchgeführt. Dabei werden Probanden experimentalpsychologisch bestimmte, kognitive Aufgaben vorgegeben, etwa Reize zu unterscheiden, zu bewerten oder zu erinnern. Damit können Aktivitätskorrelate der mit diesen Aufgaben verbundenen psychischen Funktionen (Wahrnehmung, Entscheidungen, Gedächtnis) im Gehirn gemessen werden. Als Vergleichszustände gelten sogenannte Ruhezustände, die durch die Abwesenheit einer Aufgabenstellung gekennzeichnet sind, sodass die Versuchsperson der eigenen spontanen Gedankentätigkeit nachgehen kann. Es kann dann mittels sogenannter funktionell bildgebender Verfahren des Gehirns die topische Verteilung der Gehirnaktivierung beschrieben werden. Über verschiedene Grade der Ähnlichkeit dieser Aktivitätsverteilungen in verschiedenen experimentellen Untersuchungen kann dann auf Gemeinsamkeiten oder Unterschiede zwischen den neuralen Korrelaten verschiedener kognitiver Aufgaben geschlossen werden.[1] Raichle et al. (2001) zielten darauf ab, die neuralen Korrelate des Ruhezustands zu charakterisieren. Da es sich bei dem Ruhezustand nicht um einen kontrollierten kognitiven Zielzustand handelt und alle Personen der üblichen Gruppenuntersuchungen ganz individuell eigene spontane Gedanken anstellen, hätte vermutet werden können, dass das neurale Korrelat ein verrauschtes Signal bietet. Überraschenderweise war das Gegenteil der Fall. Es zeigte sich immer wieder ein im Sinne eines Attraktors eingenommenes Muster von Aktivitätsverteilungen im Gehirn unter Einschluss insbesondere des medial präfrontalen Kortex, des hinteren Gyrus cinguli und des temporo-parietalen Übergangskortex. Mittlerweile wurde dieser Befund unzählige Male repliziert und wird vor allem mit selbstbestimmter kognitiver Aktivität des Gehirns im Sinne von spontanem Nachdenken oder Tagträumen (mindwandering) in Verbindung gebracht. Die Aktivität im DMN lässt

---

1 Damit wird ein wichtiges Prinzip der neuralen Kodierung, nämlich die topische Kodierung, untersucht, während die zeitliche und chemische Kodierung im Gehirn mit dieser Methodik nicht erfasst werden.

wieder nach, sobald externe Instruktionen oder Arbeitsaufträge auf die Person treffen (Raichle et al. 2001).

Während der Ruhezustände zwischen Aufgaben fokussieren die Teilnehmer auf ihre Gedankenwelt, in dem autobiografisches Gedächtnismaterial abgerufen wird oder Zukunftsplanungen vollzogen werden (Buckner et al. 2008). Bereits sehr früh ist allerdings schon aus der Gruppe von Marc Raichle heraus formuliert worden, dass es sich um eine Simulation von Verhalten oder um die Optimierung von auf die Zukunft gerichteten kognitiven oder behavioralen Programmen handeln könnte (Gusnard et al. 2001, S. 4263). Sobald eine bestimmte kognitive Aktivität einen höheren Aufwand benötigt, zum Beispiel nach Instruktionen von einem Experimentator in einem formalen Experiment, »bewegt« sich die neutrale Aktivität – metaphorisch gesprochen – aus dem Ruhezustand heraus und die Regionen des DMN reduzieren ihre Aktivität (Buckner et al. 2008; Raichle et al. 2001). Im Hinblick auf die Zeit kann plausibel gemacht werden, dass das DMN sowohl beim Nachdenken als auch beim Erörtern der eigenen Zukunft oder der von anderen Personen darauf beruht, dass wir uns mental in eine Situation entlang der Zeitachse hineinversetzen. Diese Fähigkeit, sich auf einer Zeitachse hin- und her bewegen zu können, wird auch als mentales Zeitreisen bezeichnet (mental time travel; Suddendorf und Corballis 1997). So konnte in einer Meta-Analyse von funktionell bildgebenden Daten des Gehirns gezeigt werden, dass Informationen, die auf dem autobiographischen Gedächtnis (Vergangenheit) aufbauten wie auch zur prospektiven Planung benutzt wurden (Zukunft), mit einer Aktivierung auch im Default Mode Network einhergehen (Spreng et al. 2009). Zukunftsbezogene Handlungen oder die Ordnung von sequenziellen Prozessen in der richtigen Reihenfolge fallen Personen mit Frontallappenläsionen ausgesprochen schwer, während dagegen etablierte und routinierte Handlungen gut ausgeführt werden können (Milner et al. 1985; Stuss und Benson 1986). Diese Form der Zukunftsorientierung im eigenen Denken ist auch als »autonoetisches Bewusstsein« bezeichnet worden (Tulving 1985; Wheeler et al. 1997). Als Prospektion oder auch »Erinnerung an die Zukunft« (memory of the future; Ingvar 1985) kann jede Art von Gedankentätigkeit über die Zukunft zusammengefasst werden. Bereits die Fallgeschichte von Phineas Gage, einer Person mit erheblichen Störungen des medialen PFC, in der Mitte des 19. Jahrhunderts, ließ vermuten, dass diese Hirnstrukturen der Zukunftsplanung und Ausführung von sozial angemessenem Verhalten dienen (Damasio 1997).

Bemerkenswert ist, dass das DMN auch eine zentrale Rolle bei der sozialen Informationsverarbeitung als sogenanntes Mentalisierungs-System (mentalising system) spielt, das sich der Evaluation sozial relevanter Signale zuwendet. Dies ließ sich auch meta-analytisch zeigen (Buckner et al. 2008; Schilbach et al. 2012; Vogeley 2017). Wenn man alle aktuell verfügbaren Studien aus dem Feld der sozial-kognitiven Neurowissenschaft auf der Basis von etwa 4.000 einzelnen Studien zusammenfasst, kann man datengetrieben 36 Kernareale im Gehirn identifizieren, die maßgeblich an der Etablierung sozialer Informationsverarbeitung im Gehirn beteiligt sind. Untersucht man die Relationen von Aktivierungen zwischen diesen 36 Kernarealen mittels hierarchischer Clusteranalyse, so zeigt sich, dass die grundlegendste oder fundamentalste Differenzierung dieses Datenmaterials zwei verschiedene Gruppen von Hirnarealen trennt, eine davon entspricht dem DMN (Alcalá-López et al. 2018).

A 2.4 Ausblick

Das DMN ist in anderen Säugetieren beschrieben worden (Vincent et al. 2007) und konnte kürzlich sogar in utero beim Menschen nachgewiesen werden (Seshamani et al. 2016). Mit anderen Worten spielt das DMN sowohl phylogenetisch als auch ontogenetisch eine zentrale Rolle als fundamentales neurobiologisches Funktionsprinzip im Gehirn von Säugetieren. Dies ist in einer Studie zur Konnektivität verschiedener kortikaler Regionen zum Ausdruck gekommen: Es ließ sich dort zeigen, dass ein Kontinuum zwischen kortikalen Regionen besteht: am einen Pol primäre Projektionsareale (sensorisch, motorisch) und am anderen Ende heteromodale Assoziationsareale einschließlich des DMN (Margulies et al. 2016). Das DMN ist also in maximaler anatomischer Distanz zu den anderen kortikalen Arealen angeordnet, die in direkter Interaktion mit der Umwelt stehen, sodass das DMN plausiblerweise im Gegensatz zu Wahrnehmung und Handlung mit abstrakten kognitiven Leistungen befasst ist, die unabhängig von der Umgebung des Individuums stattfinden (Margulies et al. 2016).

Interessant ist hier, dass drei verschiedene Funktionszustände mit dem DMN in Verbindung gebracht werden können. Dabei handelt es sich zum einen um den Ruhezustand, währenddessen vorrangig eine eigene spontane Gedankentätigkeit erzeugt wird, des Weiteren um einen Zustand, bei dem wir das innere Erleben anderer Personen verstehen wollen, sowie schließlich um einen Zustand, der uns die Planung unserer Handlungen auf einer langstreckigen zeitlichen Perspektive auf der Grundlage unserer Autobiografie erlaubt.

Das Vorstellen der eigenen Zukunft, das Erinnern der eigenen Vergangenheit sowie das Miteinbeziehen der Perspektiven anderer Personen scheinen offenbar ähnlichen neuralen Grundlagen zu unterliegen. Das könnte Anlass geben zur Spekulation, dass auch die damit verbundenen kognitiven Prozesse Gemeinsamkeiten aufweisen. Die Freiheit unseres Denkens, die uns erlaubt, Alternativen von Handlungen als Reaktion auf Ereignisse in unserer unmittelbaren Umgebung zu erzeugen, basiert auf den vorgenannten Fähigkeiten und kann auch als Selbst-Projektion (self-projection) bezeichnet werden. Das gefühlte Selbst als subjektive Perspektive könnte dabei mittels Kopplung von Aktivität im DMN mit der neuronalen Verarbeitung von Außenreizen zustandekommen (Qin und Northoff 2011). Prospektion ist adaptiv und während verschiedener Entscheidungsprozesse und für die soziale Informationsverarbeitung relevant (Buckner und Carroll 2007). Die zugrundeliegenden kognitiven Prozesse könnten mit der Fähigkeit zur mentalen Exploration von alternativen Perspektiven zu tun haben, die auf unseren früheren Erfahrungen aufbauen. Damit wird eine Art von personenbezogener, interner mentaler Simulation betrieben, die im Kontrast steht zu Wahrnehmungen, die primär durch das unmittelbare externe Umfeld stimuliert werden. Der Kern dieser Überlegungen ist, dass während dieser Selbstprojektion alternative Perspektiven für die eigene aktuelle Situation entwickelt werden, die entweder in der Zeit transponiert oder aber im Sinne der sozialen Kognition auf andere Personen projiziert werden (Buckner und Carroll 2007).

Die Zeitdimensionen von Vergangenheit, Gegenwart und Zukunft, die so prägnant auf der oben skizzierten Makro-Ebene etabliert sind, lassen sich auch auf der Mikro-Ebene wiederfinden, wie es die phänomenologische Analyse treffend aufzuzeigen vermag, übrigens in enger Verbindung zum Körper:

> »In erster Instanz ist der Leib als gefühlter Leib notwendigerweise gegenwärtig. Dennoch sind auch Zukunft und Vergangenheit leiblich implementiert. Die Zukunft (jedenfalls die nächstliegende Zukunft) wird aus dieser gefühlten Gegenwärtigkeit in Form von (nicht bewusst hergestellten, nicht gedachten) Bewegungsentwürfen anvisiert. D. h. in jeder Form der Bewegung oder Ruheposition ist der Körper dazu in der Lage, eine Mannigfaltigkeit von verschiedenen weiterführenden Bewegungen und Positionen zu realisieren.« (Förster-Beuthan 2012, S. 175)

Mikro- und Makro-Ebene korrespondieren also demnach in ihrer Ausrichtung auf die Zeitdimensionen auf je eigenen Zeitskalen. Die Mikro-Ebene ist im Millisekunden- bis Sekundenbereich körperlich verankert, die Makro-Ebene ist die Lebenszeitperspektive.

Literatur

Alcalá-López D, Smallwood J, Jefferies E et al. (2018) Computing the Social Brain Connectome Across Systems and States. Cereb Cortex 28, 2207–2232.

Andreasen N (1999) A unitary model of schizophrenia: Bleuler's »fragmented phrene« as schizencephaly. Arch Gen Psychiatry 56, 781–787.

Andreasen NC, Nopoulos P, O'Leary DS et al. (1999) Defining the phenotype of schizophrenia: cognitive dysmetria and its neural mechanisms. Biol Psychiatry 46, 908–920.

Barsalou LW (2008) Grounded Cognition. Annu Rev Psychol 59, 617–645.

Barsalou LW (2010) Grounded Cognition: Past, Present, and Future. Topics in Cognitive Science 2, 716–724.

Buckner RL, Andrews-Hanna JR, Schacter DL (2008) The brain's default network: anatomy, function, and relevance to disease. Annals New York Academy of Sciences, 1124, 1–38.

Buckner RL, Carroll DC (2007) Self-projection and the brain. Tr Cogn Sci 11, 49–57.

Clark A (1997) Being there: Putting brain, body, and world together again. Cambridge: MIT Press.

Damasio A (1997) Descartes' Irrtum: Fühlen, Denken und das menschliche Gehirn. München/Leipzig: List-Verlag.

Danion JM, Rizzo L, Bruant A (1999) Functional mechanisms underlying impaired recognition memory and conscious awareness in patients with schizophrenia. Arch Gen Psychiatry 56, 639–644.

Den Ouden HE, Frith U, Frith C et al. (2005) Thinking about intentions. Neuroimage 28, 787–796.

Förster-Beuthan Y (2012) Zeiterfahrung und Ontologie. Perspektiven moderner Zeitphilosophie. München: Wilhelm Fink.

Fuster JM (1997) The prefrontal cortex: Anatomy, physiology, and neuropsychology of the frontal lobe. Philadelphia: Lippincott – Raven Publishers.

Fuster JM (2003) Cortex and mind: unifying cognition. Oxford: Oxford University Press.

Gusnard DA, Akbudak E, Shulman GL et al. (2001) Medial prefrontal cortex and self-referential mental activity: relation to a default mode of brain function. Proc Natl Acad Sci U S A 98, 4259–4264.

Hoshi E, Tanji J (2004) Area-selective neuronal activity in the dorsolateral prefrontal cortex for information retrieval and action planning. J Neurophysiol 91, 2707–2722.

Husserl E (1928) Vorlesungen zur Phaenomenologie des inneren Zeitbewusstseins. Halle: Max Niemeyer Verlag.

Ingvar DH (1985) ›Memory of the future‹: an essay on the temporal organization of conscious awareness. Hum. Neurobiol. 4, 127–136.

James W (1890) The principles of psychology: in 2 volumes. Dover Publ., Incorporated (1950).

Johnson-Frey SH, Newman-Norlund R, Grafton ST (2005) A distributed left hemisphere network active during planning of everyday tool use skills. Cereb Cortex 15, 681–695.

Johnston A, Nishida SY (2001) Time perception: Brain time or event time? Curr Biol 11, R427-R430.

Kupke C (2009) Der Begriff Zeit in der Psychopathologie. Parodos Verlag.

Margulies DS, Ghosh SS, Goulas A et al. (2016) Situating the default-mode network along a principal gradient of macroscale cortical organization. Proc Natl Acad Sci U S A 113, 12574-12579.

Meck WH (2005) Neuropsychology of timing and time perception. Brain Cogn 58, 1-8.

Meissner K, Wittmann M (2011) Body signals, cardiac awareness, and the perception of time. Biological Psychol 86, 289-297.

Milner B, Petrides M, Smith ML (1985) Frontal lobes and the temporal organization of memory. Hum. Neurobiol. 4, 137-142.

Minkowski E (1971) Die gelebte Zeit I. Über die zeitlichen Aspekte des Lebens. Salzburg: Otto Müller Verlag.

Nenadic I, Gaser C, Volz HP et al. (2003) Processing of temporal information and the basal ganglia: new evidence from fMRI. Exp Brain Res 148, 238-246.

Noë A (2004) Action in perception. Cambrige/Massachusetts: MIT Press.

Pollatos O, Laubrock J, Wittmann M (2014) Interoceptive focus shapes the experience of time. PloS one, 9(1), e86934.

Qin P, Northoff G (2011) How is our self related to midline regions and the default-mode network? Neuroimage 57, 1221-1233.

Raichle ME, MacLeod AM, Snyder AZ et al. (2001) A default mode of brain function. Proc Natl Acad Sci U S A 98, 676-682.

Schilbach L, Bzdok D, Timmermans B et al. (2012) Introspective minds: Using ALE meta-analyses to study commonalities in the neural correlates of emotional processing, social & unconstrained cognition. Plos One 7, e30920, 1-10.

Schmidt S, Jo HG, Wittmann M et al. (2016) ›Catching the waves‹–slow cortical potentials as moderator of voluntary action. Neuroscience & Biobehavioral Reviews 68, 639-650.

Seshamani S, Blazejewska AI, Mckown S et al. (2016) Detecting default mode networks in utero by integrated 4D fMRI reconstruction and analysis. Hum Brain Mapp. 37, 4158-4178.

Spreng RN, Mar RA, Kim AS (2009) The common neural basis of autobiographical memory, prospection, navigation, theory of mind, and the default mode: a quantitative meta-analysis. J Cogn Neurosci 21, 489-510.

Stephan KE, Marshall JC, Friston KJ et al. (2004) Lateralized cognitive processes and lateralized task control in the human brain. Science 301, 384-385.

Stuss DT, Benson DF (1986) The Frontal Lobes. Raven Press.

A Was ist Zeiterleben?

Suddendorf T, Corballis MC (1997) Mental time travel and the evolution of the human mind. Genetic, Social, and General Psychology Monographs 123, 133–167.

Teki S (2016) A citation-based analysis and review of significant papers on timing and time perception. Frontiers in neuroscience, 10(330).

Tracy JI, Faro SH, Mohamed FB et al. (2000) Functional localization of a »Time Keeper« function separate from attentional resources and task strategy. Neuroimage 11, 228–242.

Tulving E (1985) Memory and consciousness. Canadian Psychology 256, 1–12.

Valtteri A (2011) Further Steps in the Science of Temporal Consciousness? In A. Vatakis (Ed.), Multidisciplinary Aspects of Time and Time Perception (pp. 1–10). Berlin Heidelberg: Springer-Verlag.

Van Gelder T (1999) Wooden iron? Husserlian phenomenology meets cognitive science. In: Petitot J, Varela FJ, Pachoud B, Roy JM, eds. Naturalizing Phenomenology. Issues in contemporary phenomenology and cognitive science. Stanford: Stanford University Press; 245–265.

Varela FJ (1999) The specious present: A neurophenomenology of time consciousness. In Petitot J, Varela FJ, Pachoud B, Roy J-M (eds.) Naturalizing Phenomenology: Issues in Contemporary Phenomenology and Cognitive Science (pp. 266–329). Stanford: Stanford University Press.

Vincent JL, Patel GH, Fox MD et al. (2007) Intrinsic functional architecture in the anaesthetized monkey brain. Nature 447, 83–86.

Vogel DHV, Falter-Wagner CM, Schoofs T et al. (2018) Flow and structure of time experience–concept, empirical validation and implications for psychopathology. Phenomenology and the Cognitive Sciences, 1–24.

Vogeley K (2017) Two social brains: neural mechanisms of intersubjectivity. Philos Trans R Soc Lond B Biol Sci 372(1727):20160245.

Vogeley K, Kupke C (2007) Disturbances of time consciousness from a phenomenological and a neuroscientific perspective. Schizophrenia Bulletin, 33, 157–165.

Volz HP, Nenadic I, Gaser C et al. (2001) Time estimation in schizophrenia: an fMRI study at adjusted levels of difficulty. Neuroreport 12, 313–316.

Wheeler MA, Stuss DT, Tulving E (1997) Toward a theory of episodic memory: the frontal lobes and autonoetic consciousness. Psychol. Bull. 121, 331–354.

Wittmann M (1999) Time perception and temporal processing levels of the brain. Chronobiology International 16, 17–32.

Wittmann M (2013) The inner sense of time: how the brain creates a representation of duration. Nature Reviews Neurosci 14, 217–223.

Wittmann M (2015) Modulations of the experience of self and time. Consciousness and Cognition, 38, 172–181.

Yang YK, Yeh TL, Chiu NT et al. (2004) Association between cognitive performance and striatal dopamine binding is higher in timing and motor tasks in patients with schizophrenia. Psychiatry Res 131, 209–216.

A 3

Zeit im Kontext universal religiöser Anthropologie und christlicher Theologie

Wolfgang Achtner

A 3.1 Einleitung

Was ist Zeit? Was ist das Wesen der Zeit? Diese Frage ist seit der Zeit des Kirchenvaters Augustinus unbeantwortet geblieben, obwohl dieser geniale Theologe ihr ein ganzes Kapitel in seiner berühmten Autobiographie, den *Confessiones*, gewidmet hatte.

A 3 Zeit im Kontext universal religiöser Anthropologie

Vielleicht ist die Frage nach dem Wesen der Zeit auch falsch gestellt, weil zu schwer oder in philosophischer Hinsicht unsinnig. Unsinnig könnte sie deswegen sein, weil sie voraussetzt, dass die Zeit eine Art Ding ist, auf das die Unterscheidung von Wesen und Erscheinung angewandt werden kann, fachphilosophisch gesprochen von Substanz und Akzidenz. In dieser Form ist aber die Frage vermutlich tatsächlich unsinnig. Eine etwas bescheidenere Variante der Fragestellung nach der Zeit, soweit sie der Mensch erfährt, besteht in ihrem Erlebnisgehalt. Wie wird Zeit im menschlichen Bewusstsein, im menschlichen Geist, in der menschlichen Seele erlebt?

Die Frage nach der Zeit in dieser Variante ist insofern einfacher als dass sie zumindest im Prinzip von jedem Menschen nachvollzogen werden kann. Und diese menschliche Zeiterfahrung ist zumeist auch mit religiösen Dimensionen verbunden – und zwar unabhängig von einer bestimmten Religionszugehörigkeit. Sie ist sozusagen allgemeinmenschlich, eine religiöse Universalie. Diese religiösen Dimensionen des Zeiterlebens können sehr unterschiedlicher Natur sein. Beispielsweise seien hier die Erfahrungen der Vergänglichkeit, der Vernichtung durch die Zeit genannt, eine Erfahrung, die zugleich die Frage nach der Ewigkeit hervorruft. Das Leiden unter der Zeit und dem Verfall in der Zeit kann zudem die Frage nach einer Zeitlosigkeit nach sich ziehen, eine Erlebnisdimension, die vor allem im Buddhismus vorherrscht.

In diesem Aufsatz soll nun der Versuch unternommen werden, eine allgemeine Typologie menschlichen Zeiterlebens im Hinblick auf ihre religiös-anthropologische Dimension aufzustellen. Dabei unterscheide ich drei Strukturen des menschlichen Zeiterlebens. Die erste Struktur ist die des mythisch-zyklischen Zeiterlebens, die zweite die des rational-linearen, die dritte die des mystisch-holistischen Zeiterlebens.

In einem kurzen Ausblick wird dann nach den Besonderheiten einer christlich-jüdischen Zeitauffassung gefragt. Es geht also um eine allgemein menschliche anthropologisch-religiöse Grundlegung des Zeiterlebens einerseits und um eine besondere christliche Zeiterfahrung vor dem Hintergrund der theologisch gedeuteten jüdisch-christlichen Glaubensgeschichte andererseits.

A 3.2 Das mythisch-zyklische Zeiterleben

Alle Religionen kennen zwei Arten von Mythen: Schöpfungsmythen und Heldenmythen. In den Schöpfungsmythen wird zunächst vor allem nach dem Ursprung von Welt und Mensch gefragt. Meist weisen diese Mythen daher auch in eine ferne Vergangenheit, in der ein besonderes Ereignis dazu führte, meist in Gestalt einer Kosmogonie oder Theogonie, dass die nunmehr vorfindliche Gegenwart nicht nur erklärt, sondern auch im Vollzug eines Ritus stabilisiert wird. Denn in einer mythischen Erlebnisstruktur sind Welt und Mensch auch immer gefährdet und vom Untergang bedroht, so dass sie durch einen Ritus vor dem Untergang bewahrt werden müssen. Der Mythos erklärt die Herkunft von Welt und Mensch, der ihm korrespondierende Ritus stabilisiert die durch das Ursprungsgeschehen des Mythos nicht hinreichend sichere Stellung von Mensch und Welt. Beide, Mensch und Welt, sind in einer mythischen Erlebnisstruktur immer vom Chaos bedroht und müssen daher immer gegen den Rückfall ins Chaos geschützt werden. Der Ritus ist der Schutzwall gegen das Zurückfallen von Mensch und Welt ins Chaos. Der Ritus ringt dem immer drohenden Chaos die Ordnung ab. In diesem Sinne soll hier von Schöpfungsmythen und ihren korrespondierenden Riten gesprochen werden. Mythen, so könnte man daher sagen, sind von ihrer Grundstruktur vergangenheitsorientiert und bedürfen als existenziellem Pendant des vergegenwärtigenden und stabilisierenden Ritus. Dieses Ineinander von erzählendem Mythos und handelndem Ritus hat eine zyklische Struktur, das heißt innerhalb eines zeitlichen Intervalls vollzieht der handelnde Ritus immer wieder neu das schöpferische Ursprungsgeschehen, das den jeweiligen Zustand von Mensch und Welt erklärt und seine dauerhafte Existenz sichert. In diesem Sinne ist das mythisch-rituelle Welterleben konservativ, denn es geht immer auf das Ursprungsgeschehen in einer Weise zurück, die prinzipiell keine Neuerung, nichts wirklich Neues zulässt. Im Gegenteil, Neues ist im höchsten Maße gefährlich, wenn es das Ursprungsgeschehen in Frage stellt. Diese Grundstruktur soll nun an einem Beispiel verdeutlicht werden – nämlich am Mythos von Enuma Elisch, dem Schöpfungsmythos der Babylonier.

Das Ursprungsgeschehen, das die Entstehung von Welt und Mensch erklärt, spricht sich in einer Kosmogonie und Theogonie aus (Eliade 2002, S. 121–154). Die beiden Hauptgötter, Marduk, ein männlicher solarer Gott, und Tiamat, eine weibliche Göttin, unterstützt von dem Verschwörer Kingu und einer Rotte junger Götter, kämpfen miteinander. Der zeitlich jüngere aufstrebende männlich-solare Stadtgott Marduk siegt in einem dramatischen Kampf über die zeitlich ältere Göttin Tiamat. Nachdem sie im Kampf getötet wurde, wird aus ihrem Leib die Welt geformt. Aus einem Teil entsteht der Himmel, aus dem anderen die Erde. Marduk stellt vermöge seiner Macht die nunmehr geordneten Abläufe in der Welt sicher, so dass ein Abgleiten ins Chaos verhindert wird. Dabei spielt auch der Mensch eine wichtige Rolle, denn der siegreiche Marduk will sicherstellen, dass die Schuld der Verschwörer gesühnt und durch Rollenzuweisungen an die überlebenden Götter der Bestand der Welt gewährleistet wird. Wie aber kann die Ordnung der Welt angesichts der Schuld und Sünde der Götter der Verschwörung gegen den siegreichen Marduk gewährleistet werden? Wie wird die Schuld gesühnt, die den Bestand der Welt gefährdet? An dieser Stelle tritt im Mythos der Mensch in Erscheinung. Marduk begnadigt nämlich die rebellischen aufrührerischen Götter, indem er einen von ihnen, Kingu, als Opfer aussieht, der an Stelle aller anderen unterlegenen Götter den Preis für den misslungenen Aufstand zu bezahlen hat. Marduk tötet Kingu und erschafft zugleich den Menschen, in dessen Adern nunmehr Marduk das Blut des geopferten Kingu kreisen lässt. Der Mensch soll von nun an nach An-

A Was ist Zeiterleben?

ordnung Marduks eine doppelte Aufgabe erfüllen. Durch den Kult im zentralen Heiligtum Esagila versieht er den Dienst und die Opfer für die Götter und sichert damit den Bestand der Welt. Zugleich muss er durch ein entsprechendes Ritual Sühne leisten für die Schuld der Götter an der Verschwörung. Auf dem Menschen lastet also diese Aufgabe der Sühne für ein Verbrechen, das er nicht begangen hat. Im Kultus des Heiligtums Esagila wird nun im sogenannten Neujahrsfest durch einen Ritus das Ursprungsgeschehen des Mythos alljährlich neu inszeniert und so durch die Sühne und Opferhandlungen des Menschen die Genese der Welt erklärt und ihr Bestand durch den Ritus garantiert. Somit ist klar, dass diese Zeit des Mythos immer vergangenheitsorientiert ist, nichts Neues zulässt und demnach zyklisch in sich zurückläuft. Es liegen also Kultus, Ritus, Mythos und Zyklus auf einer logischen Ebene. Was aber hat diese mythisch-zyklische Zeitstruktur mit dem Menschen zu tun?

Hier wird die These vertreten, dass es sich beim mythischen Denken um Projektionen menschlichen Seelenlebens handelt, die insbesondere ihren emotionalen Gehalt und die sich entwickelnde Ich-Funktion betreffen. Die psychologische Aufhellung der emotionalen Triebkräfte und der Ich-Funktionen stellt ein Desiderat der psychologischen Grundlagenforschung dar. Ansätze zur psychologischen Erklärung sind von Erich Neumann, Ernst Cassirer und zuletzt von Norbert Bischof unternommen worden. Der Kern der These dieses Artikels besteht darin, dass der Mythos einen zentralen Konflikt zwischen der erstarkenden Ich-Funktion angesichts der höheren Anforderungen einer sich entwickelnden Stadtkultur einerseits und der Archaik der emotionalen Triebkräfte des Menschen andererseits darstellt. Marduk repräsentiert dabei die siegreiche Ich-Funktion, Tiamat die Archaik des Gefühlslebens. In moderner psychologischer Terminologie ausgedrückt heißt dies, dass sich die entwicklungsgeschichtlich noch junge Ich-Funktion immer wieder mit der mit Chaos drohenden Archaik andrängender Tiefenemotionalität auseinandersetzen muss und sie zu ihrer eigenen Stabilisierung im Ausagieren des Ritus zu bändigen hat. Und genau dies entspricht auch ihrer zyklischen Zeitstruktur. Der Zyklus der rituellen Vergegenwärtigung des Mythos reflektiert also die Auseinandersetzung zwischen Ich-Funktion und Archaik der Emotionalität und dient der Stabilisierung des Ichs und seiner Zeit. Das Ich ist gleichsam noch nicht stark genug, um sich von ritueller Hilfe zu emanzipieren (siehe auch Achtner et al. 1998, S. 27–75).

Das ändert sich mit dem Heldenmythos, denn im Heldenmythos geht es darum, dass sich ein außergewöhnlicher Mensch aus der Macht der archaischen Emotionalität schrittweise emanzipiert – also die Rückbindung an das Ursprungsgeschehen von Welt und Mensch nicht mehr benötigt – und so seine Ich-Funktion stärkt und damit seine Abhängigkeit von der regenerierenden Kraft des Ritus schrittweise reduziert. An die Stelle des regenerierenden Ritus tritt daher beim Heldenmythos die Erzählung der Erfahrungen, der Prüfungen, Niederlagen und Siege des Helden, der den Mut hatte, sich aus der Umklammerung des allgemein Menschlichen der mythischen Daseinsstruktur zu befreien und sein eigenes Leben mit offenem Ausgang zu leben. Als Beispiel sei hier die akkadische Dichtung des Gilgamesch-Epos genannt, in dem der König Gilgamesch, der vermutlich zwischen 2750–2600 v. Chr. in der Stadt lebte, nach der Abkehr vom Interesse am mythischen Ursprungsgeschehen sich einen großen Namen machen will und nach dem ewigen Leben sucht (Schott und von Soden 1980; Sallaberger 2008). Das Gilgamesch-Epos schildert daher die Erlebnisse Gilgameschs in einer offenen, vor allem in Bezug auf die Zukunft offenen Zeitstruktur (siehe auch Achtner et al 1998, S. 52–54). Damit stellt der Heldenmythos eine Übergangsphase zur nächsten Erlebnisstruktur von Zeit dar, der rational-linearen Zeit. Philosophisch wird diese neue Entwicklungsstufe des Zeiterlebens durch den griechischen Philosophen Xenophanes von Kolophon (geb. 656 v. Chr.) vorbereitet, der wie Gilgamesch auf ein ähnlich bewegtes Leben zurückblickte. Von ihm ist folgende philosophische Sentenz überliefert, die sehr schön den Übergang vom mythischen zum rationalen Denken zum Ausdruck bringt:

A Was ist Zeiterleben?

»Die Götter haben den Sterblichen nicht von Anfang an alles offenbart, sondern erst nach und nach finden diese suchend das Bessere.« (Fragment B 18 in Diels und Kranz 2004, S. 133. Diskussion der Zeitstruktur bei Xenophanes vgl. Achtner et al. 1998, S. 71–72.)

A 3.3 Das rational-lineare Zeiterleben

In Xenophanes' philosophischer Sentenz sticht die Offenheit der Zeitstruktur in Bezug auf die Zukunft hervor, eine Änderung der Blickrichtung in Bezug auf die mythische Erlebnisstruktur um einhundertachtzig Grad. Zudem entfällt vollkommen ihre zyklische Struktur der permanenten Rekapitulation der Vergangenheit. An ihre Stelle tritt eine lineare Struktur, die offenbar auf eine größere Ich-Stärke schließen lässt. Denn nun muss sich das Ich nicht mehr im rituell-zyklischen Akt regenerieren, wird nicht mehr von der Zeit und Vergänglichkeit bedroht, sondern kann sogar in einem gewissen Sinn auf die Zeit als ein handhabbares Objekt zugreifen. Die Zeit wird auf dieser Stufe sozusagen zu einer gestaltbaren Größe und ihre das Ich bedrohende Macht schwindet mit zunehmender Kraft der sich entwickelnden Rationalität im Menschen. War dies bei dem Vorsokratiker Xenophanes noch in Gestalt poetischer Rede zum Ausdruck gekommen, so ändert sich die Diktion in der Hochzeit der philosophischen Aufklärung des klassischen Griechenlands. In der Philosophie des Platon Schülers Aristoteles (384–322 v. Chr.), in der im Unterschied zu seinem Lehrer Platon alle mythischen Relikte zugunsten durchgängiger rationaler Reflexion getilgt sind, finden wir die erste philosophische Definition der Zeit. Interessanterweise keine Wesensdefinition, sondern eine, die die Zeit von einem anderen Phänomen her zu verstehen sucht, nämlich dem Phänomen der Bewegung. In diesem Sinne definiert Aristoteles die Zeit im Rahmen seiner grundlegenden Abhandlung über die Zeit im IV. Buch seiner Physik, Kapitel 10–14 als »Maßzahl der Bewegung im Blick auf das Frühere und Spätere.« (Aristoteles 1993, S. 219b1 f.). Zeit steht also immer mit Kinesis in Verbindung, ohne Bewegung gibt es in der Philosophie des Aristoteles auch keine Zeit. Wichtig ist aber nun festzuhalten, dass Aristoteles eine ontologisch sehr reichhaltige und differenzierte Bewegungslehre vertritt. Bewegung ist für Aristoteles der Übergang von Möglichkeit (Dynamis) zur Wirklichkeit (Energeia) und benötigt immer ein Ziel (Telos). Tatsächlich unterscheidet er vier verschiedene Formen von Bewegung, nämlich Verwandlung (Alloiosis), Wachstum (Auxäsis), Entstehung (Genesis) und räumliche Bewegung (Chora) (Aristoteles 1993, S. 223b20), auf die näher einzugehen hier nicht der Ort ist. Die einfachste und für unsere Fragestellung wichtigste Form ist die der räumlichen Bewegung, also die Bewegung im Raum, eine Form, die dem modernen Menschen am vertrautesten ist. Die Existenz der Zeit ist demnach nach Aristoteles an die Bewegung gekoppelt, wobei in Bezug auf ihre Messbarkeit die räumliche Bewegung im Vordergrund steht, ist diese doch leicht zu messen. Wie, mit Hilfe welcher Methode indessen die Bewegung durch die Zeit zu messen ist, das lässt Aristoteles offen, wenngleich er erkennt, dass eine periodisch-rotierende Bewegung als Bezugsstandard dafür notwendig ist (Aristoteles 1993, S. 223b20, S. 223b30 ff.). Revolutionär hingegen ist bereits sein Gedanke der Messbarkeit – und man kann über Aristoteles ergänzen der Zählbarkeit der Zeit. Zeit und Zahl sind seit Aristoteles miteinander verbunden. Es sollte jedoch noch lange Zeit dauern, bis sich dieser revolutionäre Gedanke in seiner vollen Bedeutung wirkungsmächtig entfalten konnte. Den ersten Schritt unternahmen die Fachphilosophen, indem sie näher über die innere Beziehung zwischen Zeit und Bewegung nachdachten. War die Existenz von Zeit wirklich von einer Form der Bewegung abhängig? Konnte es nicht auch eine Zeit ohne Bewegung geben, gab es nicht eine Zeit »an sich«? Es gehört zu den großen Besonderheiten der Entwicklung der Philosophie im Westen, dass die innerphilosophische Diskussion der aristotelischen Physik genau diesen Weg beschritten hat und dabei schlussendlich bei der Physik Newtons landete. Es ist nämlich sehr aufschluss-

A Was ist Zeiterleben?

reich, dass Isaac Barrow (1630–1677), der Lehrer des Begründers der klassischen Physik, Isaac Newton (1643–1727), in seiner Auffassung der Zeit ihre Verbindung zur Bewegung so weit lockerte, dass es für seinen Schüler ein Leichtes war, diese Verbindung vollständig zu kappen. Isaac Barrow dachte sich das Verhältnis von Zeit zu Bewegung folgendermaßen:

»Zeit setzt, soweit ihre absolute und eigentliche Natur betroffen ist, Bewegung ebenso wenig voraus, wie sie Ruhe voraussetzt. Ob sich die Dinge bewegen oder ruhig sind, ob wir schlafen oder wachen, die Zeit setzt den gleichmäßigen Gang ihres Weges fort. Die Zeit setzt Bewegung voraus, um messbar zu sein. Ohne Bewegung nehmen wir den Ablauf der Zeit nicht wahr. Wir müssen die Zeit offenbar als mit stetigem Fluss ablaufend betrachten.« (Achtner et al. 1998, S. 194)

An diesen Überlegungen ist einiges bemerkenswert. Erstens spricht Barrow von einer absoluten und eigentlichen Natur der Zeit, deren Existenz unabhängig von der Bewegung sei. Zweitens war sie bei Aristoteles nur Maß der Bewegung gewesen, so bekommt sie nunmehr eine eigenständige und »eigentliche« Existenzform. Diese eigentliche Natur der Zeit besteht nunmehr drittens in ihrer Messbarkeit. Und damit kehrt Barrow viertens das logische Verhältnis zwischen Zeit und Bewegung um. Nun misst die Bewegung die Zeit, nicht umgekehrt. Die Messbarkeit der Zeit setzt natürlich eine Bewegungsform voraus, die zählbare Regularitäten aufweist. Das ist mit der Uhr möglich, die in Europa im 14. Jahrhundert erfunden wurde (vgl. Achtner et al. 1998, S. 89 ff.). Den letzten Schritt zur rational-linearen Zeit vollzieht Isaac Newton. In seiner berühmten 1687 erschienen Abhandlung *Principiae Naturalis Principia Mathematica*, die Grundlagen für die Physik der klassischen Mechanik legt, vollzieht er vollständig die Trennung von Zeit und Bewegung.

»Die absolute, wirkliche und mathematische Zeit fließt in sich und ihrer Natur gleichmäßig, ohne Beziehung zu irgendetwas außerhalb ihrer liegenden, und man nennt sie mit einer anderen Bezeichnung ›Dauer‹. Die relative Zeit, die unmittelbar sinnlich wahrnehmbar und landläufig so genannte, ist ein beliebiges, sinnlich wahrnehmbares und äußerliches Maß der Dauer, aus der Bewegung gewonnen [...], welches man gemeinhin an-

A 3 Zeit im Kontext universal religiöser Anthropologie

stelle der wahren Zeit benützt, wie Stunde, Tag, Monat, Jahr.« (Newton 1998, S. 43-44)

Die relative Zeit, die wir in unserem Alltag benutzen, ist demnach nun vollkommen unabhängig von der Bewegung, wird aber durch reguläre Bewegungen gemessen. Sie bekommt damit einen neuen ontologischen Status, denn nun wird sie zu einer messbaren und vor allem handhabbaren objektiven Quantität, die dem rationalen Gestaltungswillen des Menschen, etwa in der Technik, unterworfen wird. Die subjektiven Erlebnisqualitäten der Zeit werden in diesem objektiv rational linearen Zeitkonzept eliminiert. Tatsächlich aber kann dieses objektiv rational lineare Zeitkonzept als gestaltbare Quantität nur dann in der menschlichen Lebenspraxis funktionieren, wenn ihm eine entsprechende Ich-Entwicklung korrespondiert, in der die Zeit im menschlichen Subjekt eine analoge lineare Struktur aufweist. Der Beherrschung der äußeren Zeit muss, so kann man salopp formulieren, die Beherrschung der inneren Zeit entsprechen. Interessanterweise verläuft die Entwicklung des äußeren objektiv linear rationalen Zeitbegriffs mit der Entwicklung des inneren subjektiv linear rationalen Zeitbegriffs parallel. Auch hier war es Aristoteles, der neben der objektiv rational linearen Zeit auch den Anstoß zur Entwicklung der subjektiv rational linearen Zeit gab. Denn das Zählen der Zeit setzt natürlich einen Zählvorgang voraus und der wird bei Aristoteles von der Seele (Psyche) und der Vernunft (Nous) wahrgenommen. So wird von ihm die Zeit auch als eine innere Dimension des Bewusstseins bzw. der Seele entdeckt und er kann konstatieren, dass ohne Seele und Vernunft die Zeit nicht existierte.

»Und wenn nichts zählen kann außer der Seele (Psyche) und die Seele nur in Gestalt des Bewusstseins (Nous), ist es unmöglich, dass die Zeit existieren sollte, wenn die Seele (Psyche) nicht existierte.« (Aristoteles 1993, 223a25)

Darauf aufbauend kann Aristoteles dann diese Einsicht in seinem Buch *De anima* verallgemeinern:

A Was ist Zeiterleben?

>»Wenn es um Vergangenes oder Zukünftiges geht, denkt ‹die Vernunft› die Zeit hinzu und nimmt sie (mit dem Gegebenen) zusammen.« (Aristoteles 1995, 430b)

Der Gedankenfortschritt in »De anima« gegenüber der seiner Physik besteht darin, dass Aristoteles nunmehr auch die Modi der Zeit, nämlich Vergangenheit und Zukunft im Blick hat. Freilich hat es den Anschein, dass er diese Modi noch in einem objektiven Sinne versteht. Aber an dieser Stelle wird später der zentrale Denker des subjektiv rational-linearen Zeitbegriffs anknüpfen und ihn weiterentwickeln, der Kirchenvater Aurelius Augustinus (354–430).

Augustinus stellt seine Überlegungen zum Zeitbegriff in seiner religiösen Autobiographie, den »Confessiones« an. Im berühmten elften Kapitel dieses Buches entwickelt er im Rahmen seiner Überlegungen zur Auslegung der Schöpfungsgeschichte seine Gedanken zur Natur der Zeit. Zentral ist sein Gedanke, hierin die Anklänge bei Aristoteles radikalisierend, dass die Zeit nur in der menschlichen Seele existiert. Aber wie? Dazu betrachtet er die Art und Weise der Existenz von Vergangenheit und Zukunft.

>»Diese beiden Zeiten, Vergangenheit und Zukunft, wie sollten sie seiend sein, da das Vergangene doch nicht mehr ›ist‹, das Zukünftige noch nicht ›ist‹?« (Augustinus 1980, Kap. 11, 14)

Augustinus findet eine sehr originelle Lösung für dieses rätselhafte Problem der Existenz der Modi der Zeit. Die Existenz der Modi der Zeit wird nämlich letztlich durch die Kraft des menschlichen Geistes gewährleistet, die sich in der Spannkraft zwischen Erinnerung und Erwartung manifestiert. In den Worten von Augustinus liest sich dies folgendermaßen:

>»Soviel aber ist nun klar und deutlich: Weder die Zukunft noch die Vergangenheit ›ist‹, und nicht eigentlich lässt sich sagen: Zeiten ›sind‹ drei: Vergangenheit, Gegenwart und Zukunft; vielmehr sollte man, genaugenommen, etwa sagen: Zeiten ›sind‹ drei: eine Gegenwart von Vergangenem, eine Gegenwart von Gegenwärtigem, eine Gegenwart von Künftigem. Denn es sind diese Zeiten eine Art Dreiheit in der Seele, und anderswo sehe ich sie nicht: und zwar ist da die Gegenwart von Vergangenem, näm-

A 3 Zeit im Kontext universal religiöser Anthropologie

lich Erinnerung (*memoria*); Gegenwart von Gegenwärtigem, nämlich Augenschein (*contuitus*); Gegenwart von Künftigem, nämlich Erwartung (*expectatio*).« (Augustinus 1980, Confessiones 11, 20)

Demnach ist es nach Augustinus die Kraft des menschlichen Geistes, der vermöge seiner Fähigkeit zur Erinnerung und Erwartung den Ereignisraum der rational-linearen Zeit aufspannt, potenziell von einer unendlichen vergangenen Zeit bis hin zu einer unendlichen Zukunft. Die Ausrichtung des Geistes in der rational-linearen Entwicklungsstufe ist die Zukunft. Die Idee des Neuen in der Zeit und Evolution wird in diesem Zeitkonzept prägend. Erkrankt der Geist, ist immer auch das Zeitbewusstsein betroffen, etwa bei der Demenz. Wenn also der menschliche Geist die Struktur der subjektiven rational-linearen Zeit aufspannt, dann liegt die Frage nahe, ob es neben negativ pathologischen Verzerrungen auch positive geistige Strukturen gibt, die andersartige Zeiterfahrungen, u. U. sogar Ewigkeitserfahrungen ermöglichen. Tatsächlich denkt Augustinus in diese Richtung, wenn er schreibt:

»Die Gegenwart hinwieder, wenn sie stetsfort Gegenwart wäre und nicht in Vergangenheit überginge, wäre nicht mehr Zeit, sondern Ewigkeit.« (Augustinus 1980, Kapitel 11, 14)

Unter Ewigkeit kann aber unter diesen Umständen keine unendliche Zeitfolge von der Vergangenheit in die Zukunft verstanden werden, sondern Ewigkeit muss etwas anderes sein, nämlich ein zeitloses Stehen im Jetzt. Ihr eignet ein besonderer Glanz (*splendor semper stantis aeternitatis*), in dem das menschliche Herz, das durch die Zeitfolgen von ständiger Zerstreuung, Ablenkung und Unruhe geplagt wird, festen Stand und Ruhe gewinnt (Augustinus 1980, Kapitel 11, 11). Die Sehnsucht nach dieser Ruhe hatte Augustinus schon in den ersten Zeilen seiner Confessiones zum Ausdruck gebracht:

»Denn geschaffen hast Du uns zu Dir, und ruhelos ist unser Herz, bis dass es seine Ruhe hat in Dir.« (Augustinus 1980, Kapitel 1, 1)

A Was ist Zeiterleben?

Damit sind wir bei der letzten der drei menschlichen Zeitstrukturen angelangt, der mystisch-holistischen Zeitstruktur.

A 3.4 Die mystisch-holistische Zeitstruktur

Die mystisch-holistische Zeitstruktur setzt die rational-lineare Zeitstruktur voraus und transzendiert sie zugleich im Hinblick auf die Zeitlosigkeit des ewigen Jetzt. Sie ist eine seltene menschliche Spitzenerfahrung, in der sich die höchsten schöpferischen Möglichkeiten des Menschen im Durchbruch der Erfahrung der stehenden Ewigkeit (*nunc stans*) ereignen können. Der Mystiker erlebt den Verlauf der linearen Zeit als defizitär. Dieser lineare Verlauf entbehrt der Fülle, und hat nur den Mangel des unbeständigen Wechsels und Wandels zu eigen. Wer aber uneingeschränkte Fülle erleben will, der muss den Verlauf der linearen Zeit mit ihrem Wechsel und ihrer Veränderbarkeit auf etwas hin durchbrechen, das diesem Wandel und Wechsel nicht unterliegt, einem etwas, in dem die Zeit stillsteht. Wie ist das möglich? Wir hatten bereits gesehen, dass sich Augustinus durch die Ausblendung der Aufmerksamkeit des Geistes auf die Zukunft und die Vergangenheit und die Konzentration des Geistes auf die Gegenwart eine Durchbruchserfahrung zur Fülle und zum Glanz des ewigen Jetzt erhoffte. In der Tat ist die Konzentration des Geistes auf die unmittelbare Gegenwart ein durchgängiges Merkmal mystischer Versenkungspraxis. Die sich auf Zukunft und Vergangenheit ausstreckende Spannkraft des Geistes löst sich gewissermaßen von diesen beiden Modi der Zeit, konzentriert sich auf eine punktuelle Gegenwart und steigert auf diese Weise in extremer Verdichtung ihre Intensität. Die Zeitlosigkeit der Ewigkeit wird damit eine Frage der durch Konzentration ins Extreme gesteigerten Durchschlagskraft des menschlichen Geistes. Das hatte bereits Ludwig Wittgenstein erkannt. Im Tractatus (6.4311) dieses so mit höchster Konzentration um geistige Klarheit ringen-

A 3 Zeit im Kontext universal religiöser Anthropologie

den Denkers findet sich völlig unvermittelt gleichsam wie eine mystische Eingebung in aphoristischer Zuspitzung der Satz:

> »Wenn man unter Ewigkeit nicht unendliche Zeitdauer, sondern Unzeitlichkeit versteht, dann lebt der ewig, der in der Gegenwart lebt.« (Wittgenstein 1922, 6.4311)

Der menschliche Geist wird auf diese Weise aus seiner zeitlichen Erstreckung – Augustinus nannte dies *distentio animi* – in eine zeitlose Punktualität hineingezogen. Es kann daher für ihn nichts mehr in einem zeitlichen Sinne evolvieren. Die Zukunft als die wichtigste Dimension des Lebens und damit die evolutionäre Weltsicht mit ihrer Ausrichtung auf das Entstehen von Neuem verliert für den Mystiker daher ihre Bedeutung. Und es ist in der Tat so, dass viele Mystiker behaupten, das Interesse an der Zukunft verloren zu haben – mit dem Hinweis, dass es vor dem Hintergrund des ewigen Jetzt ohnehin nichts wirklich Neues gebe. Wenn dieses ewige Jetzt aber die Fülle sein soll, die auch mögliches Neues umgreift, dann kann es natürlich nicht ein Punkt auf der linearen Zeitgeraden sein. Die Psyche, das Bewusstsein als Raum des Zeitbewusstseins darf sich dann nicht auf einem linearen Zeitstrahl evolvierend verströmen, sondern muss sich involvierend verdichten, um in jener Verdichtung eine Spannkraft zu erreichen, die ihr die Durchbruchserfahrung zum ewigen Jetzt ermöglicht. Diese Durchbruchserfahrung, in der Ewigkeit und Zeit koinzidieren, hat in allen mystischen Traditionen einen besonderen Namen. Meister Eckhart beispielsweise spricht vom Nû. Wir werden weiter unten die entsprechenden Begriffe aus den anderen Weltreligionen kennenlernen.

In der Mystik sollte man daher in Bezug auf die Psyche nicht von einer Evolution in der Zeit, sondern von einer Involution aus der Zeit sprechen. Es findet also in der Mystik keine Ent-wicklung der Psyche in die Zeit, sondern eine Ein-wicklung aus der Zeit statt, die die gesamte Psyche des Menschen reorganisiert und die Bindung des Ichs an eine feste Raum-Zeit-Struktur lockert und auch die Wahrnehmungsstrukturen des Menschen in Raum und

A Was ist Zeiterleben?

Zeit verfeinert, sensibilisiert, intensiviert und verdichtet. Dies könnte der Grund dafür sein, dass bei mystisch veranlagten schöpferischen Künstlern im Sinne der Involution und Ein-wicklung der Psyche nicht selten synästhetische Erfahrungen in Erscheinung treten, wie etwa bei den Komponisten Gustav Mahler (1860–1911), Olivier Messiaen (1908–1992), Alexander Skrjabin (1871–1915) oder dem Maler Wassily Kandinsky (1866–1944).

Die mystisch-holistische Zeitstruktur wird zum ersten Mal in der Philosophie des Neuplatonikers Plotin (205–270) greifbar. Sie scheint bei ihm auf eine besondere ekstatische mystische Entgrenzungserfahrung zurückzugehen, die er mit dem Begriff exaiphnes (ἐξαίφνης) umschreibt. Obwohl er in seinem philosophischen Werk, den Enneaden, im Kapitel III, 7 über das Verhältnis von Zeit und Ewigkeit diesen Begriff nicht verwendet, so benutzt er ihn doch immer dann, wenn es um die Berührung der Seele mit dem Einen geht, in dem es keine Zeit mehr in linearer Erstreckung gibt. Ohne Plotin zu kennen, hat sich Meister Eckhart in seinen deutschen Predigten ähnlich über Zeit und Ewigkeit geäußert. Im Nû schlägt die Zeit in die zeitlose Ewigkeit um. Entsprechend schreibt Friedrich Schleiermacher, Kirchenvater des Protestantismus im 19. Jahrhundert, in seinen berühmten »Reden über die Religion an die Gebildeten unter ihren Verächtern« von 1799 am Ende seiner zweiten Rede folgendes zur Zeit und Ewigkeitserfahrung:

> »Mitten in der Endlichkeit eins werden mit dem Unendlichen und ewig sein in einem Augenblick, das ist die Unsterblichkeit der Religion.« (Schleiermacher 2010, S. 89)

Immer wieder wird in der mystischen Tradition auf diesen Punkt des Umschlages von linearer Zeit in die Fülle einer punktuellen zeitlosen Gegenwärtigkeit hingewiesen. Von der philosophisch orientierten Psychologie sind entsprechende Einsichten bei Karl Jaspers (1883–1969) nachzulesen. »Vergangenheit und Zukunft sind dunkle, ungewisse Abgründe, sind endlose Zeit, während der Augenblick die Aufhebung der Zeit, die Gegenwart des Ewigen sein kann.« schrieb Jaspers 1919 in seiner »Psychologie der Weltanschauungen« (Jaspers 1919, S. 112).

Auch in der medizinischen Forschung sind entsprechende Erkenntnisse bekannt. So hat der deutsche Arzt Carl Albrecht, der gegen Ende des II. Weltkrieges selbst ein mystisches Erlebnis der Zeitlosigkeit hatte, dieses durch medizinisch-psychologische Grundlagenforschung zu erklären versucht. Er greift dabei auch auf die Philosophie von Karl Jaspers zurück und schreibt in seinem Buch »Psychologie des mystischen Bewusstseins«:

> »Wenn die Versunkenheit zum Gegenstand der Innenschau wird, ist sie eine allumfassende Einheit, deren Einzelelemente, nämlich die absolute Leere, die absolute Ruhe und die Zeitlosigkeit nicht mehr zu unterscheiden sind. Darum kann die allumfassende Ruhe auch die Leere, die Ewigkeit oder das Nichts genannt werden.« (Albrecht 1976, S. 223-224)

Bei Carl Albrecht wird deutlich, dass es sich bei dem Erlebnis der zeitlosen Ewigkeit um ein umfassendes psychisches Phänomen handelt, das auch andere Phänomene wie etwa das der Ruhe – nach der sich Augustinus in der »distentio«, der Zerspaltenheit und Zerstreutheit seines Geistes gesehnt hatte – mit einschließt. Anknüpfend an diese eher phänomenologische Orientierung der medizinischen Forschung hat die neuere neurowissenschaftliche Meditationsforschung physiologische Äquivalente im Bereich der Hirnwellenaktivität (Theta-Wellen) für die Erfahrung der Zeitlosigkeit entdeckt (Wittmann 2015, S. 72-82, 91-118). Es sei nun noch ein weiteres Beispiel aus der Lyrik angeführt. Der Maler und Lyriker William Blake (1757-1827) hat uns in den Fragmenten »Auguries of Innocence« (1968) ein ergreifendes Gedicht hinterlassen, das folgendermaßen beginnt:

> To see a World in a Grain of Sand
> And a Heaven in a Wild Flower
> Hold Infinity in the palm of your hand
> And Eternity in an hour.

Blake war Zeitgenosse von Goethe. Es ist unwahrscheinlich, dass sie voneinander Notiz genommen haben. Trotzdem findet sich der gleiche Gedanke der Anwesenheit der Ewigkeit im Augenblick auch in einem Gedicht von Goethe im Wilhelm Meister (Goethe 1827):

> Genieße mäßig Füll und Segen,
> Vernunft sei überall zugegen,
> Wo Leben sich des Lebens freut.
> Dann ist Vergangenheit beständig,
> Das Künftige voraus lebendig,
> Der Augenblick ist Ewigkeit.

Wir haben hier außerhalb des religiösen Bewusstseins Zeugnisse von diesem Ineinander von Augenblick und Ewigkeit. Dies legt die Vermutung nahe, dass es sich in der Tat beim mystisch-holistischen Zeitbegriff um eine kultur- und religionsunabhängige Erlebnisstruktur des Menschen handelt (siehe auch Achtner 2009, S. 268–288), zu der er, eine entsprechende Lebenspraxis vorausgesetzt, durchbrechen kann. In Eckharts Predigten ist es das Nû[2], im Islam lautet der entsprechende Begriff *waqt*.[3] Derjenige, der eine mystische Erfahrung gemacht hat, wird als Sohn des Augenblicks, *Ibn al waqt* (ابن الوقت) bezeichnet. Als Beispiel für einen islamischen Mystiker sei Ibn al-'Arabī genannt (1165–1240)[4], der in seinem Hauptwerk *al-Futūhāt al-Makkīyah* das Problem der Zeit im Allgemeinen und das des *waqt* im Besonderen diskutiert. Auch Annema-

---

2 Meister Eckhart, Predigt 47: »Die Seele ist wie auf einem Punkt zwischen Zeit und Ewigkeit geschaffen, die sie beide berührt. Mit den obersten Kräften berührt sie die Ewigkeit, mit den niedersten Kräften aber berührt sie die Zeit. Seht so wirkt sie in der Zeit nicht nach der Zeit, sondern nach der Ewigkeit.« Largier 1993, S. 501, 20-27.

3 «Der Sufi ist der ›Sohn des Jetzt‹, [...] Der Sufi ist eingetaucht in das Licht der göttlichen Majestät, nicht der ›Sohn‹ von irgendetwas, sondern frei von allen Zeiten und Zuständen«. Annemarie Schimmel, Mystische Dimensionen des Islam. Die Geschichte des Sufitums, S. 190.

4 Vgl. G. Böwering, »Ibn al-'Arabī's Concept of Time« in: Gott ist schön und er liebt die Schönheit (Festschrift für Annemarie Schimmel), ed. A. Giese und J.C. Bürgel, Bern 1994, S. 71-91.

rie Schimmel weist auf die Analogie zwischen *waqt* und Nû hin.⁵ In der Mystik des Judentums, also der Kabbala und dem Chassidismus, lauten die entsprechenden Begriffe »beli zeman« bzw. »lema'lah me-ha-zeman« *(Idel 2015, S. 179–210, 190, 198).*

Im Hinduismus lautet der analoge Begriff »ksana« (Balslev 1999, S. 113–117) und im Buddhismus »nikon«⁶. Beispielhaft sei diese besondere Bedeutung nun für den Buddhismus anhand eines Beispiels in einem Gedicht verdeutlicht. Der Mönch Reiun Shigon dichtete:

> Dreißig Jahre lang
> Ein Wanderer auf der Suche
> Nach dem scharfen Schwert der Wahrheit.
> Wie häufig fielen die Blätter
> Und sprossen die Knospen.
> Nach einem Blick auf die Pfirsichblüten
> Bin ich direkt in der Gegenwart (Nikon = 如今) angekommen
> Und habe keine weiteren Zweifel.⁷

Jede dieser Religionen hat auch ihre eigene Meditationsweise entwickelt, um jene Bewusstseinstransformation zu initiieren, die dazu führt, dass sich in jenem besagten Augenblick der Umschlag

---

5 »Es ist das Wort *waqt*, wörtlich ›Zeit‹, das dann den ›gegenwärtigen Moment‹, den Augenblick, da dem Sufi ein gewisser Zustand geschenkt wird, ja, geradezu den *kairos* bezeichnen kann – oder in mittelalterlicher deutscher Terminologie das ›Nu‹. »Zeit ist ein schneidendes Schwert« ». Schimmel 1985, 190.

6 »We are always living at the intersection of the horizontal and vertical dimension, that is, between temporality and trans-temporality. *Nikon*, the absolute now, is nothing but the now realized at this intersection«. Abe 1992, S. 100.

7 三十年来訪剣客
幾回落葉又抽枝
自從一見桃花後
直至如今更不疑
Deutscher Text: Bin ich direkt in der »Gegenwart« angekommen.
Japanisch 直に如今に至るに更に擬わす.

von linearer Zeit in die zeitlose Ewigkeit des mystisch-holistischen Zeitbegriffs vollziehen kann. Diese Methoden sind verschieden, doch zielen sie in jedem Fall darauf ab, die eingangs beschriebene Involution der Seele herbeizuführen. In einer Tabelle seien die Aspekte dieses interreligiösen Zeitbegriffs kurz zusammengefasst (▶ Tab. A 3.1).

Tab. A 3.1: Mystisch-holistischer Begriff der »zeitlosen Ewigkeit« in verschiedenen Religionen

Religion	Begriff	Methode	Persönlichkeit
Christentum	Nū, nunc stans	Gebet, Liturgie, Stille, Schweigen, sensorische Deprivation	Meister Eckhart
Judentum (Kabbala)	beli zeman/ le-ma'lah me-ha-zeman	Schriftstudium, Gebet	Abulafia
Islam	waqt	Tanz, sensorische Aktivierung	Rumi
Buddhismus	nikon	Sensorische Deprivation, Meditation, Achtsamkeit (Sati)	Dogen
Hinduismus	ksana	Sensorische Aktivierung, Yoga	Vivekananda Ramakrishna

Die Zeiterfahrung in diesem ersten Teil wurde an die Entwicklung des Bewusstseins gekoppelt. Jeder Bewusstseinsstruktur entspricht daher eine bestimmte Zeiterfahrung, die so geartet ist, dass die jeweils nächste Stufe die vorhergehende voraussetzt, transformiert und integriert. Die rational-lineare Zeitstruktur setzt die mythisch-zyklische voraus, umfasst sie und transzendiert sie zugleich. Das Analoge gilt für das Verhältnis vom mystisch-holistischen und rational-linearen Zeitbegriff. Diese Zeitbegriffe spiegeln daher den physischen, psychischen und spirituellen Reifungsprozess der Persönlichkeit wider. Findet dieser Reifungsprozess nicht statt oder ist ein Mensch mit psychischen Störungen belastet (Depressionen, Schizophrenie, Manie, Demenz)[8], so hat dies auch Auswirkungen auf die Struktur der Zeiterfahrung. Auch in der Altersregression kommt es zur Rückentwicklung der Struktur der Zeiterfahrung. Der Imperativ für eine kreative Gestaltung des Alterungsprozesses heißt daher vor dem Hintergrund des Erfahrungsschatzes der Religionen, diese in Jahrhunderten erprobten Methoden zu nutzen, um die Altersregression zu verhindern und ein Leben in Würde und Selbstverantwortung auch als älterer Mensch führen zu können.

Die Ergebnisse dieses Teils mit den drei Zeitbegriffen des menschlichen Bewusstseins und ihren unterstützenden Faktoren kann man folgendermaßen in einer Tabelle zusammenfassen (▶ Tab. A 3.2).

Tab. A 3.2: Grundstrukturen menschlichen Zeiterlebens

Zeitniveau	Rationalitätsform	Ich-Stärke	Stabilisierung	Zeitorientierung
Mythisch	Prärational	Ich-Schwäche	Ritus	Vergangenheit
Rational	Rational	Ich-Stärke	Arbeit	Zukunft
Mystisch	Transrational	Ich-Transzendenz	Meditation	Gegenwart

Für eine weitergehende strukturelle Beschreibung dieser drei stabilen Grundstrukturen menschlichen Zeiterlebens sei hier die Mathematik der Selbstorganisation, wie sie in der Chaostheorie zum Ausdruck kommt, vorgeschlagen. Es wäre ein äußerst interessantes Unterfangen der medizinisch-psychologischen Grundlagenforschung, die drei genannten stabilen Niveaus des Zeiterlebens im

---

8 Zur Zeiterfahrung bei psychischen Störungen vgl. Achtner 1998, S. 19–20.

Sinne der Chaostheorie als Attraktoren zu deuten und die entsprechenden physiologischen Parameter zu identifizieren.

A 3.5 Bezug zur christlichen Theologie

Gibt es aus der Perspektive des Glaubens und der christlichen Theologie noch etwas über die Zeit zu sagen, das über diese interreligiöse Grundstruktur menschlichen Zeiterlebens hinausgeht? Dies gibt es in der Tat. Es sei hier zum Schluss angedeutet. In Bezug auf die Schöpfung geht die christliche Theologie seit Augustinus von der Zeitlichkeit der Welt aus. Augustinus setzt im elften Kapitel der *Confessiones* auseinander, dass die Zeit mit der Welt geschaffen sein müsse, d. h. es gab keine Zeit vor der Schöpfung der Welt. Gäbe es sie, so müsste sich Gott irgendwann einmal entschieden haben, die Welt zu erschaffen. Dies aber würde der – neuplatonisch gedacht – Unveränderlichkeit Gottes widersprechen. Um aber die Unveränderlichkeit Gottes logisch konsistent mit der Schöpfung denken zu können, muss die Zeit selbst mit der Welt geschaffen sein. In Bezug auf den Menschen gibt es eine Besonderheit des Zeitverständnisses im Alten Testament. Dem Alten Testament ist nämlich die Vorstellung einer vom menschlichen Handeln unabhängigen Zeit fremd. Eine menschliche Handlung wird demnach nicht durch ihre Lokalisierung in einer abstrakt gedachten Zeitlinie charakterisiert. Vielmehr steht die Handlung als solche im Zentrum des Interesses und wird im Imperfekt danach beurteilt, ob sie abgeschlossen ist oder nicht. Im sogenannten Pi'el, eine Zeitform, die es nur im Hebräischen gibt, wird eine Handlung ausgedrückt, wenn sie besonders intensiv ist. Diese Verbindung von Anthropologie und Zeit ist insofern interessant, als sie auf das tieferliegende Konzept einer durch Handeln zu konstituierende Zeitgestalt hinweist. Die Zeit und ihre Strukturierung ist demnach eine Gestaltungsaufgabe. Das Handeln des Menschen wird aber

A 3 Zeit im Kontext universal religiöser Anthropologie

darüber hinaus noch im Alten Testament in seiner Korrespondenz zum erwählenden Handeln Gottes gesehen, d. h. Gottes Handeln wird als ein Handeln in der Zeit verstanden, bei dem Gott mit dem Menschen eine Geschichte eingeht, die von den Verheißungen Gottes und deren Erfüllung im Laufe der Zeit ausgeht. Dies hat zur Folge, dass im biblischen Zeitdenken bei den Modi der Zeit die Zukunft als Dimension der Verheißungen Gottes und des Neuwerdens und der Erneuerung von Mensch und Welt einen eindeutigen Vorrang hat gegenüber der Gegenwart und der Vergangenheit. Glauben bedeutet demnach, nach biblischem Zeugnis in diese Verheißungsgeschichte Gottes einzutreten und sich in Hoffnung auf die beständige Erneuerung des Menschen und der Welt auf die Zukunft als Dimension der Neuwerdung auszurichten. Daher ist biblisch gesehen weder die mystische Gegenwart noch die mythische Vergangenheit von Interesse. Diese Struktur der Zeit als einer Verheißungs- und Erfüllungsgeschichte hat nach biblischem Zeugnis ihren Höhepunkt bereits in der Menschwerdung Gottes in Jesus Christus erfahren, d. h. Gott selbst hat sich den Bedingungen menschlicher Zeitlichkeit unterworfen, am Kreuz das Los menschlichen Sterbens auf sich genommen und in seiner Auferstehung das Tor zur Ewigkeit aufgestoßen und damit für den Gläubigen die Dimension ewigen Lebens eröffnet. Kreuz und Auferstehung bilden daher den Dreh- und Angelpunkt der Weltgeschichte. Zu Recht wird die Zeit seit Christi Geburt gezählt. Mit der Auferstehung Christi findet eine Transfiguration der gesamten Wirklichkeit und damit auch der defizitären in die erneuerte und erfüllte Zeit der Ewigkeit statt. Der christliche Ewigkeitsbegriff sollte daher vor dem Hintergrund der Hoffnung auf ewiges Leben im Sinne einer Erfüllung in Gott verstanden werden. Daraus folgt, dass man von christlicher Sicht aus Ewigkeit nicht im Sinne einer linear unendlichen Zeitdauer missverstehen sollte. Dies entspräche noch dem Alttestamentlichen Ewigkeitsbegriff (עלם). Es bedeutet auch, dass Ewigkeit nicht im Sinne von Zeitlosigkeit zu verstehen ist. Vielmehr ist unter Ewigkeit – über den Ewigkeitsbegriff der Mystik hinausgehend – die Fülle unendlichen Lebens in der Gegenwart

Gottes zu verstehen. Diesem Ewigkeitsbegriff kommt die klassische Definition des christlichen Philosophen Boethius (um 500 n. Chr.) – obgleich neuplatonisch inspiriert – sehr nahe. Boethius definiert Ewigkeit:

> »Aeternitas igitur est interminabilis vitae tota simul et perfecta possessio, [...]«. »Ewigkeit also ist der vollständige und vollendete Besitz unbegrenzbaren Lebens.« (Boethius 1981, V 6, S. 10)

Literatur

Abe M (1992) A Study of Dōgen: His Philosophy and Religion. Heine S (ed.). NewYork: SUNY Press.
Achtner W (2009) Time, Eternity, and Trinity. Neue Zeitschrift für Systematische Theologie, 52 (3): S. 268–288.
Achtner W, Kunz S, Walter T (1998) Dimensionen der Zeit. Die Zeitstrukturen Gottes, der Welt und des Menschen. Darmstadt: Wissenschaftliche Buchgesellschaft (Jetzt als book on demand).
Albrecht C (1976) Psychologie des mystischen Bewußtseins. Mainz: Grünewald.
Aristoteles (1995) Über die Seele. Griechisch-Deutsch. Hamburg: Meiner.
Aristotle (1993) Physics. Books I-IV. Harvard University Press: Cambridge Massachusetts.
Augustinus (1980) Confessiones Bekenntnisse. München: Kösel.
Balslev AN (1999) A Study of Time in Indian Philosophy. New Delhi: Munshiram Manoharlal.
Beierwaltes W (1966/67) Exaiphnes oder: Die Paradoxie des Augenblicks. Philosophisches Jahrbuch 74 (2): 271–283.
Beierwaltes W (1967) Über Ewigkeit und Zeit, Enneade III, 7. Plotin. Frankfurt: Klostermann.
Blake W (1968) Auguries of Innocence. Grossman Publishers.
Boethius (1981) Trost der Philosophie. Consolationis Philosophiae. Zürich: Artemis Verlag.
Diels H, Kranz W (2004) Fragmente der Vorsokratiker. Bd. I. Zürich: Weidmann.
Eliade M (2002) Die Schöpfungsmythen. Patmos Verlag. Düsseldorf: Patmos.
Goethe JW (1827) Goethes Werke. Vollständige Ausgabe letzter Hand, Bd. 1–4: Gedichte. Stuttgart/Tübingen: Cotta.
Idel M (2015) »Higher than Time«. Observations on Some Concepts Time in Kabbalah and Hasidism. In: Ogren B (ed.) Time and Eternity in Jewish Mysticism, Leiden: Brill, S. 179–210, 190, 198.

Jaspers K (1919) Psychologie der Weltanschauungen. Berlin: Springer.
Largier L (Hrsg.) (1993) Meister Eckhart. Werke I, Bd. I. Stuttgart: Deutscher Klassiker Verlag.
Newton I (1988) Philosophiae Naturalis Principia Mathematica. Hamburg: Meiner.
Plotin (1964) Plotins Schriften (Enneaden), Harder R (Übers.). Hamburg: Meiner.
Sallaberger W (2008) Das Gilgamesch-Epos, Mythos, Werk und Tradition. München: C.H. Beck.
Schimmel A (1985) Mystische Dimensionen des Islam. Die Geschichte des Sufismus. Köln: Eugen Diederichs.
Schleiermacher F (2010) Über die Religion. Reden an die Gebildeten unter ihren Verächtern. Stuttgart: Reclam.
Schott A, von Soden W (Hrsg.) (1980) Das Gilgameschepos. Stuttgart: Reclam.
Wittgenstein L (1922) Tractatus. London: Kegan Paul, Trench, Trubner & Co.
Wittmann M (2015) Wenn die Zeit stehen bleibt. Kleine Psychologie der Grenzerfahrungen. München: C.H. Beck.

B

Was verändert unser Zeiterleben?

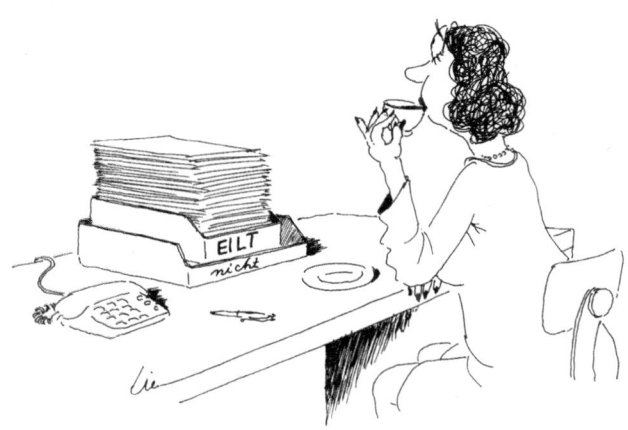

B 1

»Gelebte Zeit« bei Depression und in Todesnähe

David H. V. Vogel und Kai Vogeley

B 1.1 Einleitung

Das psychiatrische Störungsbild der Depression setzt sich aus einer Vielzahl unterschiedlicher Symptome zusammen. Nach den diagnostischen Kriterien des ICD-10 gelten als sogenannte Kernsymptome reduzierter Antrieb, Interessens- und Freudverlust sowie gedrückte Stimmungslage, die über mehr als vier Wochen andauern müssen (World Health Organization 1992). Weiterhin werden verschiedene Nebensymptome wie beispielsweise Konzentrations- und Schlafstörungen erfasst. Diese Diagnosekriterien lassen mehrere mögliche Symptomkonstellationen zu. Es wird daher davon ausgegangen, dass es sich bei der Depression eher um einen heterogenen Komplex verschiedener Ausprägungen und Arten depressiver Störungen als um eine scharf definierbare Erkrankung handelt (Drysdale et al. 2017; van Loo 2014). Trotz dieser klinischen Heterogenität wird aber auch vorgetragen, dass es sich bei den meisten der zu beobachtenden Störungsbilder um klinisch verwandte Ausprägungen derselben Grunderkrankung handelt. Diese Vermutung einer gemeinsamen Grundstörung lässt sich auch neurowissenschaftlich beispielsweise durch den Nachweis einer gemeinsamen neuroanatomischen Kernpathologie von verschiedenen depressiven Syndromen (Drysdale et al. 2017) plausibel machen. Vor diesem Hintergrund stellt sich also die Frage, ob trotz der variablen Symptomatik ein psychopathologischer Phänomenbereich identifiziert werden kann, der allen depressiven Störungen zugrunde liegt. Im Ertrag würde ein derartiger psychopathologischer Kernbereich die Diagnosestellung und die Differenzialdiagnose von Depression gegenüber anderen psychischen Erkrankungen und Zustandsbildern erheblich bereichern können. Eine besondere Herausforderung ist die genaue diagnostisch und therapeutisch relevante Abgrenzung zwischen medizinisch behandlungsbedürftigen schweren Depressionen einerseits und nicht pathologischen Trauerreaktionen andererseits (Stiefel et al. 2001).

Depressive Symptome und Depressionen sind bei Sterbenden nicht selten (Lloyd-Williams et al. 2003; Stiefel et al. 2001) und die unzureichende Identifizierung und Behandlung klinisch relevanter Depressionen stellen anhaltende Schwierigkeiten in der Behandlung schwer Erkrankter und Sterbender dar (Jaiswal et al. 2014; Lloyd-Williams et al. 2003; Noorani und Montagnini 2007; Stiefel et al. 2001). Gerade weil die Häufigkeit depressiver Erkrankungen bei Patienten in der Palliativmedizin nicht zwangsläufig häufiger zu sein scheint als in der nicht palliativen Bevölkerung (Mitchell et al. 2011), ist die Differenzierung zwischen zu erwartenden Trauerreaktionen in Todesnähe und schweren Depressionen entscheidend für eine adäquate Unterstützung und Versorgung. Bisherige Untersuchungen zu Depressionen bei terminal erkrankten Menschen betonen die Schwierigkeiten einer solchen diagnostischen Differenzierung (Jaiswal et al. 2014; Mitchell et al. 2011).

B 1.2 Die »gelebte Zeit«

Meist beachten wir weder die Zeit noch ihr Vergehen. Dennoch spielt Zeit auch dann, wenn sie unbeobachtet und implizit bleibt, eine zentrale Rolle in unserem Erleben und Verhalten (Fuchs 2005; Kupke 2009; Vogel et al. 2018a). Wir gehen gegenwärtigen Aktivitäten nach und führen diese aus, um je nach Tätigkeit unsere nahe oder ferne Zukunft zu beeinflussen (Vogel et al. 2018a). Hierzu nutzen wir Gelerntes aus unserer Vergangenheit. Unsere Gegenwart kann hierbei unterschiedliche zeitliche Bezüge umfassen und ist als ausgedehnte Zeitspanne eingebettet in unsere individuelle Biographie. Zusammengefasst könnte man auch sagen, dass wir unsere Zeit aus der Vergangenheit heraus in der Gegenwart in die Zukunft hineinleben (Kupke 2009; Vogel et al. 2018a). Entscheidend ist hierbei der klare Zukunftsbezug unserer Lebenszeit. Zwar mag die zeitliche Entfernung der jeweils fokussierten Zukunft unterschiedlich sein, aber immer gestalten wir in der Gegenwart mit Hilfe der Vergangenheit die Zukunft. Unsere Zeit ist also nicht ein statisches und starres Phänomen, sondern ein dynamischer und kontinuierlicher Prozess. Da dieser zukunftsgerichtete Prozess das Leben in einer fundamentalen und universellen Weise gestaltet, ist er auch als »Werden« (Fuchs 2013; Minkowski 1971; Straus 1960; Vogel et al. 2018a, b; von Gebsattel 1954) oder »Streben« (Minkowski 1923, S. 220; Minkowski 1971) bezeichnet worden. Dieser aktive Subjektbezug zum Erleben der Zeit wird in der Psychopathologie durch den Begriff der »gelebten Zeit« zum Ausdruck gebracht (Bloc et al. 2016; Broome 2005; Fuchs 2001, 2013, 2014; Gallagher 2012; Kupke 2005; Stanghellini et al. 2016; Wyllie 2005).

Üblicherweise bleiben die Zeit und ihr Vorübergehen solange unbemerkt, wie wir ungestört unseren Zielen nachgehen können. Sobald sich aber das Gleichgewicht der drei Zeitdimensionen von Vergangenheit, Gegenwart und Zukunft verschiebt, erleben wir zunehmend auch das Vergehen der Zeit. Dies wird zum Beispiel deutlich im subjektiven Erleben von Zeitdruck oder von Langeweile. Im Erleben von Zeitdruck erscheint uns der verfügbare Zeitraum oft nicht groß genug, um alle gewünschten Tätigkeiten darin unterzubringen, die Gegenwart scheint nicht auszureichen und zu schnell zu vergehen. Wenn wir uns dagegen langweilen, befinden wir uns in einer Zeitphase, die nicht mehr ausgefüllt und dann oft sinnlos oder leer erscheint. Sie gestaltet nicht mehr eigene Ziele, so dass wir sie meist zu Gunsten einer anderen (befriedigenderen) Aktivität verlassen möchten (Elpidorou 2018). Im gelangweilten Zustand kommt es uns oft so vor, als würde die Zeit langsamer vergehen. Wir bemerken also in der Regel erst während dieser Irritationen das Vergehen von Zeit – oder eben ihr Nicht-Vergehen. Dieses Erleben kann sich auch in Gefühlen des »Nicht-Vorankommens« äußern. Im Hinblick auf die gelebte Zeit bedeuten derartige Veränderungen, dass, wann immer wir unsere eigene Zeit nicht in einem Mindestmaß in erfüllender, sinnvoller oder kontrollierbarer Weise leben können, uns diese Veränderungen durch bewusstes Erleben der Zeit deutlich werden. Bewusstes Zeiterleben könnte uns über die beginnende Un-Vereinbarkeit der aktuellen persönlichen Gegenwart mit der individuellen Vergangenheit und Zukunft informieren (Vogel et al. 2018a). Der Zustand, in dem die äußeren Anforderungen und die eigenen Fähigkeiten optimal ausbalanciert sind, so dass wir in eine Tätigkeit glücklich »eintauchen« können, ist auch als Flow-Erleben bezeichnet worden (Csikszentmihályi 1990).

Das Erleben von Zeit steht also auch in Zusammenhang mit positiven wie auch negativen Emotionen. So hat Freude eine »im Augenblick des Gewinns einsetzende, auf die Zukunft bezogene Bereicherung zum Gegenstand« (Straus 1960, S.138–139).

»Trauer [...] hat die im Augenblick des Verlierens beginnende, sich in die Zukunft erstreckende innere Verarmung zum Gegenstand« (Straus 1960, S. 139)

Unsere Stimmungen, Affekte und Emotionen erhalten erst durch die gelebte Zeit ihre individuelle Ausprägung und Bedeutung.

B 1.3 Die Depression als Störung der gelebten Zeit

Frühe psychopathologische Erörterungen (Minkowski 1971; Straus 1947, 1960; von Gebsattel 1954) sowie neuere phänomenologische Untersuchungen (Fuchs 2001, 2005, 2013, 2014; Gallagher 2012; Kupke 2005, 2009; Wyllie 2005) und empirische Studien (Stanghellini et al. 2016, 2017; Vogel et al. 2018b) nehmen an, dass die grundlegende Störung bei depressiven Erkrankungen das Zeiterleben betrifft.

Depressionen sind danach gekennzeichnet durch den Verlust der jedem Menschen eigenen sogenannten »biologischen Potenz« (Straus 1960, S. 130). Mit diesem Begriff ist die (neuro-)biologische Grundlage menschlichen »Strebens« (Minkowski 1923, 1971) oder »Werdens« (Fuchs 2013; Minkowski 1971; Straus 1960; Vogel et al. 2018a, b; von Gebsattel 1954) gemeint, die sich im Erleben durch Vitalität, Lebensfreude und positive Zukunftsgewandtheit zeigt. In einer Depression lässt diese biologische Potenz nach (Straus 1960). In der Folge entsteht eine sogenannte »vitale Hemmung«, die als das eigentliche »Kernsymptom« der endogenen Depression wahrgenommen wird (Straus 1960, S. 132). Diese Hemmung bedeutet, dass der depressiv Erkrankte in seinem persönlichen Werden beeinträchtigt ist und nicht länger ausreichend nach seiner Zukunft streben kann, die Zukunft erscheint vielmehr blockiert, verschlossen und unerreichbar (Fuchs 2001; Lewis 1932; Stanghellini et al. 2017; Straus 1960; Vogel et al. 2018b; von Gebsattel 1954; Wyllie 2005). Durch die Blockade der Zukunft verliert der Betroffene die

Fähigkeit, seine Gegenwart sinnvoll zu beeinflussen. Die Gegenwart wird zu einem bedeutungslos ausgedehnten, ewig andauernden, sich wiederholenden Zustand, der manchmal sogar im Stillstand von Zeit enden kann (Lewis 1932; Straus 1960; Vogel et al. 2018b).

Auch die Vergangenheit bleibt durch diese Veränderung nicht unbeeinflusst. Mit dem Bedeutungsverlust der Zukunft kann die Vergangenheit nicht länger als mögliche lebensgeschichtliche Ressource erlebt werden. Die nutzlose Vergangenheit äußert sich zunächst im depressiven Schuld- und Schamerleben (Straus 1960). Da die grundsätzliche dimensionale Struktur der Zeit (vgl. Kupke 2009; Vogel et al. 2018a) aber unbeeinträchtigt (Vogel et al. 2018b) und die Vergangenheit integraler Bestandteil des depressiv gehemmten Werdens bleibt, wird mit Anhalten und Voranschreiten der Störung der gegenwärtige depressive Zustand zunehmend als Ergebnis der eigenen gelebten Vergangenheit erlebt.

Durch die tiefgreifende und meist schleichend eintretende Veränderung des Zeiterlebens muss diese nicht zwangsläufig direkt im Erleben bewusst werden. Jedoch berichten nicht wenige Patienten von einer Verlangsamung (Fuchs 2013, 2014; Lewis 1932; Stanghellini et al. 2017; Straus 1960; Vogel et al. 2018b; Wyllie 2005), gelegentlich auch von einer Beschleunigung (Vogel et al. 2018b) der Zeit. Die bei Depressionen vordergründig erlebten und klinisch erfrag- und beobachtbaren Symptome sind vor dem Hintergrund der gelebten Zeit aber ebenfalls Ausdruck dieser Werdensstörung. Mit der vitalen Hemmung und der Blockade der Zukunft verlieren auch Stimmung, Affekt und Emotion ihre Bedeutung. Affekte werden flach, weniger spürbar und bedeutungslos. Die affektiven Symptome und die niedergedrückte bis gefühllose Stimmung von Menschen mit Depressionen können so über die Störung des Zeiterlebens verstanden werden.

Diese Schilderungen zeigen, dass die auf den ersten Blick vielfältigen Symptome und das klinisch heterogene depressive Syndrom über das Konzept der gelebten Zeit und des Werdens nachvollzogen und auch in ihrer individuellen Ausprägung verstanden werden können. Die Störung der gelebten Zeit als Blockade der Zukunft und Hemmung der Vitalität und des persönlichen Werdens ist damit aus psychopathologischer Perspektive ein guter Kandidat, die mögliche Grundstörung des inneren Erlebens bei Depressionen zu erklären.

B 1.4 Die gelebte Zeit und der Tod

Vor dem Hintergrund der gelebten Zeit erhält der Tod eine eigene Bedeutung als das natürliche und zwangsläufige Ende des menschlichen Werdens (Minkowski 1971; von Gebsattel 1954). Der eigene Tod ist eine »*absolute* Gewissheit« (Minkowski 1971, S.141); wir stehen »auch als gesunde Menschen [...] in einer ständigen Relation zum Tod« (von Gebsattel 1954, S. 13). Für das Konzept der gelebten Zeit bedeutet dies, dass unser Werden in der Ausrichtung auf die Zukunft in letzter Konsequenz auf den Tod zuläuft (Minkowski 1971; von Gebsattel 1954). Die Psychopathologie des Zeiterlebens führt eine Differenzierung von zwei Bezügen des Werdens zum Tod ein, die auch für die Palliativmedizin eine hohe Relevanz hat, nämlich die Unterscheidung zwischen dem lebensimmanenten Tod und dem lebenstranszendenten Tod (von Gebsattel 1954).

Der Begriff des lebensimmanenten Todes bezieht sich auf das natürliche, unaufhaltsame Zulaufen des Werdens auf den Tod als ein Ereignis, das dem Leben angehört oder ihm immanent ist. Da wir im Werden unsere Pläne und Ziele realisieren, bewegen wir uns auf unsere Zukunft zu und lassen unsere Vergangenheit hinter uns zurück, jedoch nie, ohne dass diese Vergangenheit für unser weiteres Werden zugänglich und nutzbar bliebe (Straus 1960; von Gebsattel 1954). Vergleichbar kann so von einem »lebensgeschichtlichen Ende« einer gegenwärtigen Tätigkeit gesprochen werden, die »erledigt« wird (Straus 1960, S.133). Wir rücken hierdurch zwar unbewusst auf unseren Tod zu, indem wir momentane Gegenwarten zugunsten unseres Werdens hinter uns lassen (von Gebsattel 1954, S. 13), und der Tod kann vor diesem Hintergrund als zwangsläufiges (immanentes) Resultat und Ende unseres Werdens verstanden werden (von Gebsattel 1954, S. 14). Aber ist das eigentliche Ziel unseres Werdens und Strebens nicht der Tod, sondern unsere Zukunft, auch wenn diese den Tod beinhaltet (Minkowski 1971, S. 145; von Gebsattel 1954). Das heißt, dass, obwohl der Tod lebensimmanent ein Teil unserer Zukunft ist und wir diesem im Werden näherkommen müssen, die gelebte Zeit nicht in den Tod führt, sondern in die Zukunft.

Dagegen bezeichnet der lebenstranszendente Tod den plötzlichen Tod, der in das Leben gewissermaßen einbricht und das Leben »von außen zum Abschluss bringt« (von Gebsattel 1954, S. 14). Er beschreibt ein »sachliches Ende«, das unser Leben »beendet«, zugleich lässt er die Vergangenheit nicht länger zugänglich erscheinen (Straus 1960, S. 133). Der bevorstehende, von außen hereinbrechende Tod, der nicht mehr lebensimmanent als Teil des eigenen Lebens und Werdens erfasst werden kann, sondern lebenstranszendent von außen einbricht, kann nicht mehr in der Gegenwart gestaltet werden, und die Vergangenheit kann für den Gestaltungsprozess des eigenen Werdens nicht länger nutzbar gemacht werden. Parallel bedeutet die Vorstellung vom absoluten Ende des Werdens auch das Ende der eigenen Zukunft. Auf das Werden bezogen muss eine solche Todesvorstellung als hemmend und beängstigend verstanden werden. Dieser von außen hereinbrechende, lebenstranszendente Tod ist vermutlich die Wurzel menschlicher Todesangst (von Gebsattel 1954). Der lebenstranszendente Tod entsteht aber nur durch die Betrachtung des eigenen Todes von außen; für den im Zeiterleben Unbeeinträchtigten bleibt der lebensimmanente Tod der eigentliche innere Todesbezug.

In Depressionen ändert sich mit der Hemmung des Werdens auch die Erlebensweise des Todes (von Gebsattel 1954). Mit der Hemmung des persönlichen Werdens kommt dieses zum Ende, und der Tod ist gewissermaßen bereits eingetreten. Die Abnahme bis hin zum völligen Verlust des Lebendigkeitserlebens durch die vitale Hemmung lässt das Weiterleben in schweren Depressionen unnatürlich oder unwahr erscheinen. Auf die Symptome depressiver Patienten bezogen wird dies deutlich aus Berichten depressiver Patienten, sich »nicht mehr richtig lebendig« zu fühlen im Sinne einer Störung der Vitalgefühle (Gebhardt et al. 1983). In besonders stark ausgeprägten Fällen kann dieses Erleben zu Formen des nihilistischen, depressiven Wahns führen mit dem Erleben, bereits tot zu sein (sog. Cotard-Syndrom; Wolfersdorf und Heidrich 2010). Das blockierte Werden und der damit veränderte Todesbezug zeigen sich auch in Form von aufkommenden lebensmüden Gedanken, Suizidgedanken und -impulsen. Denn durch die depressive Störung der gelebten Zeit fühlt sich (Weiter-)Leben unnatürlich an. Das Werden und mit ihm der im Werden enthaltene lebensimmanente Tod können nicht mehr vollzogen werden. So können Suizidgedanken bei Menschen in depressiven Phasen als verzweifelter Ausdruck der Werdensblockade verstanden werden (von Gebsattel 1954). Durch den selbst herbeigeführten Tod durch Suizid soll der lebensimmanente Tod gelebt werden. Die Selbsttötung ist dann – paradoxerweise – die einzige verbliebene Möglichkeit, den gehemmten Zustand des Werdens noch zu erleben oder zu gestalten. Der lebensimmanente Tod kann jedoch im Zustand der Werdenshemmung auch so nicht herbeigeführt werden. Dieser Zustand wird deutlich durch den Zwangscharakter in Aussagen depressiver Patienten (von Gebsattel 1954), sich einerseits das Leben nehmen zu wollen, andererseits jedoch nicht den konkreten Wunsch zu haben, tot zu sein. Es soll tatsächlich der gegenwärtige, unerträgliche Leidenszustand beendet werden. Der Suizid wird damit die letzte noch verbleibende Handlungsoption zur Beeinflussung der persönlichen Zukunft; nur noch der selbst herbeigeführte Tod kann den Wunsch erfüllen, *werdend* zu leben (vgl. von Gebsattel 1954).

B 1.5 Sterben und Depressionen

Die vitale Hemmung der gelebten Zeit als Grundstörung der Depression könnte einen möglichen Ansatz bieten zur Differenzierung von Trauer um das eigene Lebensende und Depression als psychische Störung. Von besonderer Bedeutung ist hier das Phänomen des Todeswunschs oder des beschleunigten Sterbens (»hastened death«; Balaguer et al. 2018; Breitbart et al. 2000; Monforte-Royo et al. 2011; Rosenfeld et al. 2006; Volz et al. 2011). Hier scheinen zwei Gruppen von Einflussfaktoren besonders verantwortlich zu sein, nämlich somatische und psychische Faktoren. Bei den somatischen Faktoren sind der Allgemeinzustand des Sterbenden und insbesondere das Auftreten von Schmerzen (Jaiswal et al. 2014; Volz et al. 2011) von besonderer Bedeutung. Hier entscheidet die entsprechende, schmerztherapeutische Behandlung maßgeblich über Auftreten und Intensität des Sterbewunschs. Des Weiteren spielen psychische Einflussfaktoren eine wichtige Rolle, besonders das Auftreten von Depressivität, Hoffnungslosigkeit und Suizidalität (Albert et al. 2005; Brown et al. 1986; Chochinov et al. 1995, 1998; Monforte-Royo et al. 2011; Wilson et al. 2014). Insbesondere das gleichzeitige Auftreten von Depressivität und Hoffnungslosigkeit haben die größte Vorhersagekraft für das Auftreten des Wunschs nach beschleunigtem Sterben (Breitbart et al. 2000; Rosenfeld et al. 2006). Beim Auftreten dieser Phänomene wird über die Indikation psychotherapeutischer und psychopharmakologischer Behandlungen zu beraten sein. Im Rückblick auf die Störung der gelebten Zeit und die damit verknüpfte vitale Hemmung in der Depression ist insbesondere dieser letzte Befund der Assoziation von psychischen Faktoren und Todeswunsch relevant.

Da Todeswunsch jedoch ein von der Manifestation einer klinischen Depression unabhängiges Phänomen darstellt (Galushko et al. 2015), ist zunächst zu klären, inwiefern sich der Todesbezug im Fall einer terminalen Erkrankung auch ohne den Ausbruch einer schweren Depression ändern könnte. Die oben referierte Differenzierung des lebensimmanenten und lebenstranszendenten Todes macht plausibel, dass die Angst vor dem Sterben mit Verzweiflung, Wut oder Trauer eine nachvollziehbare Reaktion nur auf den drohenden, von außen einbrechenden lebenstranszendenten Tod sein kann, aber nicht auf den lebensimmanenten Tod. Durch die Übermittlung einer terminalen Diagnose oder die Aufklärung über den bevorstehenden eigenen Tod bricht der Tod in das Leben des Betroffenen ein (vgl. Minkowski 1971, S. 151). Die sterbende Person ist gezwungen, ihren Tod von außen als lebenstranszendenten Tod zu erfahren. Es kommt zu Ängstlichkeit, Verzweiflung, Wut oder Trauer. Entscheidender Unterschied zwischen Trauernden und der Person mit Depression ist nun, dass das Werden nicht grundsätzlich gehemmt ist; die Zeit wird noch gelebt, Vergangenheits- und Zukunftsbezug sind erhalten. Besondere bevorstehende Ereignisse wie beispielsweise der Kontakt zu Angehörigen werden weiter als sinnvoll oder mit Vorfreude erlebt (Noorani und Montagnini 2007). Das gegenwärtige Werden bezieht sich auf das Beeinflussen der durch das Sterben veränderten Zukunft, beispielsweise durch verstärkte Beschäftigung mit dem Erhalt von Selbstständigkeit, Kontrolle und Entscheidungsfähigkeit (Hallberg 2004; Jaiswal et al. 2014) oder mit dem Erhalt von Sinnhaftigkeit des eigenen Tuns und der eigenen Würde (Jaiswal et al. 2014). Dies beinhaltet auch die Angst vor der Zukunft (Morita et al. 2004; Pearlman et al. 2005; Pestinger et al. 2015) oder die Beschäftigung mit einer Beschleunigung des Sterbeprozesses (Albert et al. 2005; Galushko et al. 2012; Wilson et al. 2014), aber ohne dass der Wunsch nach einem früheren oder sofortigen Tod aufkommen muss (Pestinger et al. 2015; Volz et al. 2011). Denn selbst vor dem Hintergrund dieses durch die Todesnähe verkürzten Werdens bleibt der Zukunftsbezug lebensimmanent noch erhalten.

Inwiefern unterscheidet sich also diese Trauerreaktion von einer Depression? Die Koinzidenz von Depression, Hoffnungslosigkeit, Suizidalität und Todeswunsch legt aus psychopathologischer Sicht einen möglichen Zusammenhang nahe. Dieses depressive Syndrom des Sterbenden weist auch die Hemmung des Werdens im Sinne einer Störung der gelebten Zeit und somit einer depressiven Grundstörung auf. Sterbende, die derartig unter der Werdenshemmung leiden, verlieren sowohl die Zukunft als auch den darin eingebetteten lebensimmanenten Tod als Fluchtpunkt. Die Zukunft kann nicht länger beeinflusst werden, und der Tod fällt innerhalb der Sterbephase unmittelbar und unkontrollierbar in das eigene Leben. Die tatsächliche Zeit bis zu dessen Eintreten wird in qualitativer Hinsicht ähnlich wie bei anderen depressiven Störungsbildern als unveränderlich, qualvoll, unnatürlich und sinnlos erlebt. In der Folge wird der Wunsch nach dem möglichst frühen, eigenen Tod oder dessen baldiges Herbeiführen beim depressiv Sterbenden verstehbar; der Wunsch nach Suizid in der Depression ist auch hier die letzte Möglichkeit, die verbleibende Zeit werdend zu gestalten oder zu leben. Wenig überraschend erlebt und präsentiert der depressiv Sterbende die typisch depressiven affektiven Symptome von Freudlosigkeit, Traurigkeit, Verlust des Selbstwertgefühls, Hoffnungslosigkeit, verstärktem Bewusstsein verpasster Möglichkeiten bis hin zum wahnhaft gefärbten Erleben der eigenen Erkrankung als Strafe (Bron 1987; Jaiswal et al. 2014). Da die Hoffnung zentral für den Zukunftsbezug des Menschen ist (vgl. Minkowski 1972), ist naheliegend, die Hoffnungslosigkeit ebenso als Ausprägung der vitalen Hemmung zu verstehen. Auch könnte ein bewusstes Erleben der Zeit beispielsweise als verlangsamtes leidvolles Vergehen in Kombination mit Todeswunsch und Hoffnungslosigkeit ein möglicher Hinweis auf eine Depression sein.

B 1.6 Schlussfolgerung und Ausblick

Eine Störung der gelebten Zeit im Sinne einer Hemmung des Werdens und einer Blockade der Zukunft stellt ein bei Depressionen wiederholt beschriebenes psychopathologisches Phänomen dar. Es bietet die Möglichkeit, einerseits die Grundzüge depressiver Erkrankungen zu verstehen ohne dabei andererseits die interindividuellen Unterschiede auszublenden. Wir haben versucht, ein depressives Syndrom des Sterbenden mit Hilfe früherer Studien zum Auftreten von Todeswunsch zu konstruieren und dieses anhand der gelebten Zeit genauer zu analysieren. Es bleibt wichtig hervorzuheben, dass dieses syndromale Konstrukt bisher spekulativ ist, keine empirische Grundlage hat und möglicherweise auch nicht alle Formen depressiver Reaktionen und Störungen bei Sterbenden erklärt. Wir stellen daher heraus, dass das genaue und umfassende Verständnis von Depressionen bei Sterbenden und palliativ erkrankten Patienten weiterer empirischer Forschung bedarf. Wir glauben aber, dass das hier beschriebene Konzept, insbesondere die Differenzierung des lebensimmanenten und lebenstranszendenten Todes im Rahmen gelebter Zeit, eine zusätzliche Verständnismöglichkeit depressiver Erkrankungen für Behandelnde, Betreuende und Angehörige bereitstellt. So liefert unsere Darstellung Hinweise dafür, dass eine verstehende, ressourcen- und zukunftsorientierende Betreuung oder Psychotherapie eine mögliche Behandlungsstrategie sowohl bei depressiv erkrankten Sterbenden als auch bei Patienten mit Todeswunsch sein könnte (Breitbart et al. 2018; Galushko et al. 2016; Rosenfeld et al. 2017).

Literatur

Albert SM, Rabkin JG, Del Bene ML et al. (2005) Wish to die in end-stage ALS. Neurology, 65(1), 68–74.

Balaguer A, Monforte-Royo C, Porta-Sales J et al. (2018) Correction: An International Consensus Definition of the Wish to Hasten Death and Its Related Factors. PLOS ONE 13(4): e0196754.

Bloc L, Souza C, Moreira V (2016) Phenomenology of depression: Contributions of Minkowski, Binswanger, Tellenbach and Tatossian. Estudos de Psicologia, 33(1), 107–116.

Breitbart W, Pessin H, Rosenfeld B et al. (2018) Individual meaning-centered psychotherapy for the treatment of psychological and existential distress: A randomized controlled trial in patients with advanced cancer. Cancer.

Breitbart W, Rosenfeld B, Pessin H et al. (2000) Depression, hopelessness, and desire for hastened death in terminally ill patients with cancer. Jama, 284 (22), 2907–2911.

Bron B (1987) Angst und Depression bei unheilbar Kranken und Sterbenden. DMW-Deutsche Medizinische Wochenschrift, 112(04), 148–154.

Broome MR (2005) Suffering and Eternal Recurrence of the Same: The Neuroscience, Psychopathology, and Philosophy of Time. Philosophy, Psychiatry, & Psychology, 12(3), 187–194.

Brown JH, Henteleff P, Barakat S et al. (1986) Is it normal for terminally ill patients to desire death? The American journal of psychiatry.

Chochinov HM, Wilson KG, Enns M et al. (1995) Desire for death in the terminally ill. The American Journal of Psychiatry, 152(8), 1185.

Chochinov HM, Wilson KG, Enns M et al. (1998) Depression, hopelessness, and suicidal ideation in the terminally ill. Psychosomatics, 39(4), 366–370.

Csikszentmihályi M (1990) Flow: The Psychology of Optimal Experience. Harper & Row.

Drysdale AT, Grosenick L, Downar J et al. (2017) Resting-state connectivity biomarkers define neurophysiological subtypes of depression. Nat. Med. 23, 28–38. doi: 10.1038/nm.4246.

Elpidorou A (2018) The bored mind is a guiding mind: Toward a regulatory theory of boredom. Phenomenology and the Cognitive Sciences, 17(3), 455–484.

Fuchs T (2001) Melancholia as a desynchronization: Towards a psychopathology of interpersonal time. Psychopathology, 34, 179–186.

Fuchs T (2005) Implicit and Explicit Temporality. Philosophy, Psychiatry, & Psychology, 12(3), 195–198.

Fuchs T (2013) Temporality and psychopathology. Phenomenology and the Cognitive Sciences, 12(1), 75–104.

Fuchs T (2014) Psychopathology of depression and mania: Symptoms, phenomena and syndromes. Journal of Psychopathology, 20(4), 404–413.

Gallagher S (2012) Time, Emotion, and Depression. Emotion Review, 4(2), 127–132.

Galushko M, Frerich G, Perrar KM et al. (2016) Desire for hastened death: how do professionals in specialized palliative care react? Psycho-Oncology, 25 (5), 536–543.

Galushko M, Romotzky V, Voltz R (2012) Challenges in end-of-life communication. Current opinion in supportive and palliative care, 6(3), 355–364.

Galushko M, Strupp J, Walisko-Waniek J et al. (2015) Validation of the German version of the Schedule of Attitudes Toward Hastened Death (SAHD-D) with patients in palliative care. Palliative & supportive care, 13(3), 713–723.

Gebhardt R, Pietzcker A, Strauss A et al. (1983) Skalenbildung im AMDP-SystemScale-building in the AMDP-system. Archiv für Psychiatrie und Nervenkrankheiten, 233(3), 223–245.

Hallberg IR (2004) Death and dying from old people's point of view. A literature review. Aging clinical and experimental research, 16(2), 87–103.

Jaiswal R, Alici Y, Breitbart W (2014) A comprehensive review of palliative care in patients with cancer. International review of psychiatry, 26(1), 87–101.

Kupke C (2005) Lived time and to live time: a critical comment on a paper by Martin Wyllie. Philosophy, Psychiatry, & Psychology, 12(3), 199–203.

Kupke C (2009) Der Begriff Zeit in der Psychopathologie. Parodos Verlag.

Lewis A (1932) The Experience of Time in Mental Disorder. Proceedings of the Royal Society of Medicine, 25(5), 611.

Lloyd-Williams M, Spiller J, Ward J (2003) Which depression screening tools should be used in palliative care? Palliative medicine, 17(1), 40–43.

Minkowski E (1971) Die gelebte Zeit I. Über die zeitlichen Aspekte des Lebens. Salzburg: Otto Müller Verlag.

Mitchell AJ, Chan M, Bhatti H et al. (2011) Prevalence of depression, anxiety, and adjustment disorder in oncological, haematological, and palliative-care settings: a meta-analysis of 94 interview-based studies. The lancet oncology, 12(2), 160–174.

Monforte-Royo C, Villavicencio-Chávez C, Tomás-Sábado J et al. (2011) The wish to hasten death: a review of clinical studies. Psycho-Oncology, 20(8), 795–804.

Morita T, Sakaguchi Y, Hirai K et al. (2004) Desire for death and requests to hasten death of Japanese terminally ill cancer patients receiving specialized inpatient palliative care. Journal of Pain and Symptom Management, 27(1), 44–52.

Noorani NH, Montagnini M (2007) Recognizing depression in palliative care patients. Journal of palliative medicine, 10(2), 458–464.

Pearlman RA, Hsu C, Starks H et al. (2005) Motivations for physician-assisted suicide. Journal of General Internal Medicine, 20(3), 234–239.

Pestinger M, Stiel S, Elsner F et al. (2015) The desire to hasten death: using Grounded Theory for a better understanding »When perception of time tends to be a slippery slope«. Palliative medicine, 29(8), 711–719.

Rosenfeld B, Breitbart W, Gibson C et al. (2006) Desire for hastened death among patients with advanced AIDS. Psychosomatics, 47(6), 504–512.

Rosenfeld B, Saracino R, Tobias K et al. (2017) Adapting meaning-centered psychotherapy for the palliative care setting: results of a pilot study. Palliative medicine, 31(2), 140–146.

Stanghellini G, Ballerini M, Presenza S et al. (2016) Psychopathology of Lived Time: Abnormal Time Experience in Persons with Schizophrenia. Schizophrenia Bulletin, 42(1), 45–55.

Stanghellini G, Ballerini M, Presenza S et al. (2017) Abnormal Time Experiences in Major Depression: An Empirical Qualitative Study. Psychopathology, 50(2), 125–140.

Stiefel F, Trill M, Berney A et al. (2001) Depression in palliative care: a pragmatic report from the Expert Working Group of the European Association for Palliative Care. Supportive care in cancer, 9(7), 477–488.

Straus EW (1947) Disorders of personal time in depressive states. Southern Medical Journal, 40(3), 254–259.

Straus EW (1960) Das Zeiterlebnis in der endogenen Depression und in der psychopathischen Verstimmung. In Psychologie der menschlichen Welt: gesammelte Schriften. Berlin/Heidelberg: Springer-Verlag.

Van Loo HM, De Jonge P, Romeijn JW et al. (2012) Data-driven subtypes of major depressive disorder: a systematic review. BMC medicine, 10(1), 156.

Vogel DHV, Falter-Wagner CM, Schoofs T et al. (2018a) Flow and structure of time experience–concept, empirical validation and implications for psychopathology. Phenomenology and the Cognitive Sciences, 1–24.

Vogel DHV, Krämer K, Schoofs T et al. (2018b) Disturbed Experience of Time in Depression–Evidence from Content Analysis. Frontiers in human neuroscience, 12, 66.

Von Gebsattel VEF (1954) Zeitbezogenes Zwangsdenken in der Melancholie. In Prolegomena einer Medizinischen Anthropologie. Berlin/Göttingen/Heidelberg: Springer Verlag.

Voltz R, Galushko M, Walisko J et al. (2011) Issues of »life« and »death« for patients receiving palliative care–comments when confronted with a research tool. Supportive Care in Cancer, 19(6), 771–777.

Wilson KG, Dalgleish TL, Chochinov HM et al. (2014) Mental disorders and the desire for death in patients receiving palliative care for cancer. BMJ supportive & palliative care, bmjspcare-2013.

Wolfersdorf M, Heidrich A (2010) Cotard-Syndrom. In: Seltene Wahnstörungen (pp. 67–76). Steinkopff.

World Health Organization (1992) The ICD-10 Classification of Mental and Behavioural Disorders: Clinical Descriptions and Diagnostic Guidelines. Geneva: World Health Organization.

Wyllie M (2005) Lived Time and Psychopathology. Philosophy, Psychiatry, & Psychology, 12(3), 173–185.

B 2

Demenz und Zeiterleben

Marina Kojer

B 2.1 Einleitung

Demenz ist der Sammelbegriff für eine Reihe von neurodegenerativen Krankheiten unterschiedlicher Genese, die mit einem unumkehrbaren Verlust von Gedächtnis und Hirnleistungsfähigkeit einhergehen. Demenzen sind überwiegend Erkrankungen des hohen Alters; 1 % der Betroffenen erkrankt bereits zwischen dem 65. und 69. Lebensjahr (Kruse 2014, S. 141). Alle primären Demenzformen sind unheilbar und führen letztlich zum Tod. Mit einem Anteil von 60–70 % ist der M. Alzheimer die bei weitem häufigste Form der Demenz.

Die folgenden Ausführungen zum Zeiterleben beziehen sich vorwiegend auf hochbetagte Alzheimer-Patienten. Da sich die wissenschaftliche Forschung, soweit mir bekannt ist, diesem Thema bisher noch nicht zugewandt hat, beruhen die in diesem Text präsentierten Gedanken und die daraus abgeleiteten Schlussfolgerungen auf meinen eigenen Beobachtungen und Erfahrungen, den Beobachtungen und Erfahrungen der multidisziplinären Teams, mit denen ich zusammengearbeitet habe, sowie auf den basalen Erkenntnissen von Tom Kitwood (1997) und Naomi Feil (Feil 2013; Feil und de Klerck-Rubin 2017; Fercher und Sramek 2014). Meinen Zugang zum Thema Demenz verdanke ich vor allem der Validation[9] nach Naomi Feil. Diese Methode hat mich vieles gelehrt, mir vieles erst begreiflich gemacht und mein Verständnis für die Erkrankten und die Art, in der sie die Welt erleben, geweckt und vertieft.

B 2.2 Wandel des Zeiterlebens im Alter

Bevor ich mich dem Zeiterleben Demenzkranker zuwende, möchte ich kurz auf die Veränderung im Erleben von Zeit zu sprechen kommen, die das zunehmende Alter mit sich bringt. Je älter man wird, desto rascher scheint die Zeit zu vergehen. Dauert die Spanne von Weihnachten bis Weihnachten für ein Schulkind noch schier endlos lang, ist sie für den jüngeren Erwachsenen bereits gut überschaubar und wird von Betagten und Hochbetagten manchmal fast schon als beängstigend kurz empfunden. Menschen im neunten und zehnten Lebensjahrzehnt stellen häufig verwun-

---

9 Validation ist eine seit vielen Jahren bewährte Methode für Kommunikation und Umgang mit demenzkranken alten Menschen.

dert fest, dass das Jahr geradezu an ihnen vorbeigerauscht ist: »Wohin ist die Zeit verschwunden? Mir kommt es so vor, als ob das Jahr eben erst angefangen hat und jetzt steht schon wieder Weihnachten vor der Tür«. Nicht selten stellt sich auch heraus, dass etwas, von dem der Betroffene meint, es habe sich erst vor Monaten zugetragen, bereits Jahre zurückliegt. Rasch wie die Landschaft im Zug vorbeigleitet, scheint auch das Leben vorbeizugleiten. Dieses Zeitrafferphänomen – wie ich es nennen möchte – lässt sich vermutlich nicht auf nur eine Ursache zurückführen. Die Tatsache, dass man selbst allmählich langsamer wird, das Leben um einen herum aber in unvermindertem Tempo weitergeht, spielt dabei aber sicher eine wesentliche Rolle. Ich nähere mich derzeit dem Ende meines achten Lebensjahrzehnts und registriere sehr bewusst mein eigenes Langsamerwerden und die veränderte Zeitwahrnehmung, die damit Hand in Hand geht. Das Zeiterleben ist offenbar auch bei weitgehend gesunden, zerebral intakten Menschen keine unveränderliche Konstante. Im hohen Alter lassen Zeitgefühl und die sichere Verankerung in einer – wenn auch in weiten Grenzen – für alle gleich erlebbaren Zeit deutlich nach.

Degenerative Prozesse entwickeln sich allmählich mit fließenden Übergängen zwischen gesund und krank. Die Natur macht bekanntlich keine Sprünge – auch nicht in der Entstehung einer Demenz. Das Erleben der eigenen zunehmenden Unsicherheit in der Zeitwahrnehmung kann als Brücke zur Welt Demenzkranker dienen und »Normaldenkern« helfen, sich Menschen näher zu fühlen, die die Gegenwart ganz aus den Augen verloren haben.

B 2.3 Leben im Augenblick?

Die häufig geäußerte Ansicht, Demenzkranke würden nur im Augenblick leben (exemplarisch Wojnar 2007), kann ich aus meiner Erfahrung nicht bestätigen. Wiederholte positive oder negative Erlebnisse gehen nicht spurlos an den Betroffenen vorbei, wie das bei einem Leben, das nur im Augenblick stattfindet, zu erwarten wäre. Über einen längeren Zeitraum üben solche Erlebnisse einen bedeutenden Einfluss auf Verhalten und Befindlichkeit aus (Kojer und Sramek 2016). Gelingende verbale und/oder nonverbale Kommunikation, Respekt und Wertschätzung, ein Umfeld, das den Kranken liebevoll, geduldig und einfühlsam begegnet, führen deutlich erkennbar zu zunehmendem Wohlbefinden. Es ist dann z. B. leichter, Blickkontakt aufzunehmen, die Betroffenen wirken entspannter, nehmen auch von sich aus Kontakt auf und lächeln öfter. Dagegen führen anhaltendes liebloses und verständnisloses Verhalten, Respektlosigkeit und mangelnde Wertschätzung zum rascheren Verlust verbliebener Ressourcen und zum beschleunigten Rückzug.

Ein Fallbeispiel, das zu denken gibt:
Frau L. lebte bereits seit zwei Jahren im Pflegeheim. In dieser Zeit war ihre Demenz stetig fortgeschritten. Sie war nun seit Monaten bettlägerig, die Nahrung musste ihr gereicht werden, sie hatte aufgehört zu sprechen, wirkte ziemlich teilnahmslos und reagierte nur schwach auf Ansprache und Berührung. Zu dieser Zeit begann das gesamte Team mit einer Ausbildung in Validation nach Naomi Feil. Für die alte Dame bedeutete das, dass sich ihr alle intensiver zuwendeten. Sie wurde nicht mehr nur ordnungsgemäß betreut, sondern bewusst als einmaliger und einzigartiger Mensch wahrgenommen. Man sprach sie häufiger an, versuchte sie einzubeziehen, sie wurde – auch abgesehen von den Arbeitsberührungen während der Pflege – oft und sehr liebevoll berührt. Nach etwa zwei Monaten gelang es, wieder Blickkontakt aufzunehmen; Frau L. lächelte und versuchte zu sprechen. Bald darauf begann sie, selbstständig zu essen und konnte problemlos mobilisiert werden (ausführlicher Bericht in Falkner 2009).

Aus vielen positiven und negativen Beispielen, die ich erlebt und miterlebt habe, schließe ich, dass Menschen mit Demenz nicht alles, was wiederholt auf sie zukommt, immer wieder ganz neu erleben, sondern Eindrücke in ihrer Art festhalten, »Erfahrungen« machen können. Auf welchen Wegen diese verhaltensrelevanten »Erfahrungen« zustande kommen, bleibt freilich rätselhaft. Hinterlassen die Ereignisse selbst Gedächtnisspuren oder sind es die Stimmen und Berührungen bestimmter Personen? Vielleicht werden auch nur Gefühle erinnert.

B 2.4 Desorientiertheit, subjektive Realität und Zeiterleben

In dem Ausmaß, in dem die Demenz fortschreitet, Gedächtnis und Fähigkeit, logisch zu denken, nachlassen, verlieren die Betroffenen zunehmend die Orientierung in Zeit und Raum für die Geschehnisse um sie herum und für die Abläufe in ihrem eigenen Leben. Das Hier und Jetzt wird für sie bedeutungslos, längst Vergangenes kann für sie zur Gegenwart werden. Die Kranken bewegen sich gleichsam auf einem freien Zeitkontinuum durch ihr Leben. Sie leben in ihrer eigenen Wirklichkeit, in der viele Zeiten gleichzeitig existieren können. Ersehntes, schmerzlich Vermisstes wird für sie gegenwärtig und neu erfahrbar. Die Kindheit, das erwachsene Leben in Sorge- oder Berufsbeziehungen und das Wissen um das eigene Alter können nebeneinander und ineinander verwoben gleichzeitig existieren und erlebt werden. Sämtliche Schichten des Bewusstseins bilden zusammen eine nur dem Betroffenen selbst zugängliche Realität – seine Wirklichkeit, die für ihn ebenso wirklich ist, wie unsere Realität es für uns ist.

Während des Schreibens tauchen vor meinem geistigen Auge Erlebnisse und Bilder aus meinem Berufsleben als Geriaterin auf. Ein paar Beispiele:

B Was verändert unser Zeiterleben?

Ein paar Fallbeispiele:
Die 98-jährige Frau R. lebt schon lange im Pflegeheim. Sie ist schwach, müde und kaum interessiert an der Umwelt. Doch wenn ich sie auf ihr Elternhaus anspreche wird ihr Gesicht lebendig: »Ich habe so ein Glück, meine Eltern leben ja noch!« sagt sie und schaut mich mit leuchtenden Augen an. Etwas später singt sie mir mit leiser, brüchiger Stimme ein Lied vor, das der Vater immer gesungen hat.

Während eine Betreuerin ihr die Haare bürstet, ist Frau A. offenbar tief in ihre Kindheit eingetaucht und wartet sehnsüchtig darauf, dass ihre Mutter endlich kommt. Die Betreuerin sagt bewundernd: »Sie haben schöne weiße Haare«. Frau A. wendet sich ihr lächelnd zu und sagt: »ich bin ja auch schon alt genug!«.

»Mein Kurti hat gestern alle Kirschkerne mitgegessen« erzählt Frau G. lachend, »und heute früh sind sie alle – klack, klack, klack – wieder in seinem Töpfchen gelandet.« Ich weiß, dass der kleine Kurti mit zehn Jahren an Diphtherie gestorben ist, aber ich freue mich mit der alten Dame. Was in ihrem Herzen lebendig ist, ist für sie zur Wirklichkeit geworden und hat ihr Leben erhellt.

Am späten Nachmittag wird Herr T. immer unruhig, er steht auf, geht herum, sucht die Tür und das Stiegenhaus. »Ich muss noch überall zusperren.« sagt er mit besorgter Miene, »Man verlässt sich auf mich«. Herr T. war früher Portier in einer großen Firma und hatte die verantwortungsvolle Aufgabe, dafür zu sorgen, dass bei Arbeitsschluss alle Räume im Haus ordnungsgemäß verschlossen waren. Darauf war er immer stolz gewesen.

Personen wie Frau R., Frau A., Frau G. oder Herr T. haben ein Recht auf ihre Wirklichkeit und ihr Zeiterleben. Es ist nicht nur völlig sinnlos, sondern auch zutiefst verunsichernd und verletzend, ihnen »die Wahrheit« aufzudrängen, sie nach unserer Realität und nach unserem Wissen um die »richtigen« zeitlichen Abläufe orientieren zu wollen.

Demenzkranke sind außerordentlich sensibel und reich an Gefühlen. Um sie besser zu verstehen, empfiehlt es sich, zu lernen, ihnen auf der Gefühlsebene zu begegnen, denn dort sind sie Zuhause. Trauer oder Freude, wie sie ein Betroffener gerade empfindet, sind nachvollziehbar, auch wenn man die Ursache nicht kennt und sein Erleben niemals Teil unserer eigenen Realität sein kann. Aber jeder Mensch war schon einmal traurig oder hat sich gefreut und weiß aus eigener Erfahrung, wie sich das anfühlt. Gefühle sprechen eine universelle Sprache, die Kranke und Gesunde teilen und gleichermaßen verstehen. Vieles in der Erlebniswelt Demenzkranker wird für uns freilich für immer unbegreiflich bleiben.

B 2.5 Zeitreisen in die Vergangenheit

Wenn Menschen mit Demenz Vergangenes in die Gegenwart zurückholen, geschieht das nicht zufällig. Ihre »Zeitreisen« führen in der Regel in ganz bestimmte Lebensabschnitte und Situationen zurück: in die frühe Kindheit, in die Jahre, in denen Berufs- oder Familienaufgaben für sie im Mittelpunkt standen, und nicht selten auch zurück in traumatische Erlebnisse, die nie wirklich bewältigt wurden.

B 2.5.1 Sehnsucht nach Sicherheit und Geborgenheit

Demenzkranke leben in einer Welt, die für sie unbegreiflich und sehr unsicher geworden ist. Es ist ein Leben wie auf schwankenden Brettern, in dem man nie weiß, was der nächste Schritt bringt. Oft sind die Betroffenen auf der Suche nach irgendetwas, nach ihrem Zimmer, der Toilette, dem Geld, den Wohnungsschlüsseln etc. Wen darf es da wundern, dass sie sich häufig in eine Zeit zurücksehnen, »in der alles noch gut war«, in der sie sich stets sicher und geborgen gefühlt haben, ganz umhüllt von der Liebe ihrer Mutter, in dem symbiotischen Zustand, den nur die früheste Kindheit kennt. Die Suche nach der Mutter, der Ruf nach ihr, die Mitteilungen, dass die Mutter gewiss gleich kommt, kennt jeder in der Geriatrie Tätige aus eigener Erfahrung. Wenn die Sehnsucht sehr groß ist, kommt es vor, dass eine »Stellvertreterin« gewählt und die Mutter in eine gerade anwesende Person, die Wärme und Zuwendung ausstrahlt, »hineingefühlt« wird.

Man könnte meinen, dass ein zerebral intakter Erwachsener niemals im Ernst nach seiner verstorbenen oder zumindest weit entfernten Mutter rufen würde. Berichte von Extremsituationen, z. B. aus dem II. Weltkrieg sprechen eine andere Sprache. Sie legen Zeugnis davon ab, dass schwerstverwundete Soldaten verblutend, mit offenem Bauch, abgerissenen Gliedmaßen, in letzter Not häufig nach der Mutter schreien. Vielleicht bleibt im tiefsten Inneren des Menschen eine Art »unsichtbare Nabelschnur«, eine unzerstörbare trostvolle Verbindung mit der Mutter erhalten.

B 2.5.2 Liebe schenken, Sinn erleben, eine Aufgabe erfüllen

Sich sinnvoll zu betätigen gehört zu den menschlichen Grundbedürfnissen. Dieses Bedürfnis geht offenbar auch in der fortschreitenden Demenz nicht verloren. Alte Männer reisen meist in die Zeit zurück, in der sie erfolgreich berufstätig waren. Es war – wie bei Herrn T. – im Wesentlichen der Beruf, der ihrem Leben Sinn und ihnen selbst Status und Ansehen in der Welt gab. Dagegen gehen hochbetagte Frauen in ihren Zeitreisen überwiegend in die Jahre zurück, in denen es ihre Hauptaufgabe war, für ihre Kinder zu sorgen, ihnen Liebe zu schenken, für sie zu kochen und jegliches Unheil von ihnen fernzuhalten. Eine gute Mutter zu sein war unbestritten das Wichtigste auf der Welt für die meisten Frauen, die heute ambulant und in Heimen betreut werden. Diese Aufgabe verlieh ihrem Leben Sinn und Wert. Die eigene Berufstätigkeit war noch kein großes Thema. Als diese Frauen jung waren, wurde sie eher als Notlösung angesehen denn als schätzenswerte Leistung. Es gab aber auch schon vor 70 Jahren Ausnahmen, wie die folgende Geschichte zeigt:

Fallbeispiel
Als ich Frau B. im Rahmen meiner ehrenamtlichen Tätigkeit kennenlernte, war ihre Demenz bereits sehr weit fortgeschritten. Ihr Sprachvermögen war versiegt, sie konnte nicht mehr gehen und saß fast den ganzen Tag im Rollstuhl an einem für sie reservierten kleinen Tisch. Frau B. war stets sehr beschäftigt. Sie wischte mit beiden Händen über den Tisch, vollzog dann sehr konzentriert sowohl auf als auch über dem Tisch eine Reihe von sich Tag für Tag wiederholenden Bewegungsabläufen. Zuletzt nahm sie stets ihren Trinkbecher, leerte seinen Inhalt bedächtig auf den Tisch und strich mit dem Boden des Bechers wiederholt sehr sorgfältig über die gesamte Fläche. Als ich einmal, in dem Bemühen, mit Frau B. in Kontakt zu kommen, gemeinsam mit ihr über den Tisch wischen wollte, wurde sie sehr böse und klopfte mir kräftig auf die Finger.

Zufällig traf ich kurze Zeit darauf ihre Tochter, die mir das für mich unbegreifliche Verhalten ihrer Mutter sofort erklären konnte:

Frau B. war Kriegswitwe und musste als Hausschneiderin arbeiten, um sich und ihre beiden kleinen Kinder mühsam, ohne jede Hilfe von außen zu erhalten. Das war eine große Leistung! Frau B. war mit Recht ihr Leben lang stolz darauf, dass sie mit ihrer Arbeit dafür gesorgt hatte, dass es ihren Kindern an nichts fehlte. Die Tochter beschrieb mir die einzelnen Arbeitsschritte, vom Schnitt bis zur Fertigstellung. Wenn die Kinder wagten, mit ihren kleinen Händen in die halbfertige Arbeit zu greifen, wurde die Mutter böse und klopfte ihnen energisch auf die Finger. Das hatte ich auch zu spüren bekommen. Als Letztes wurden die fertigen Werkstücke stets eingespritzt und gebügelt. Nach dieser Beschreibung konnte ich am nächsten Tag die einzelnen Arbeitsschritte bis zum abschließenden Bügeln mit dem Boden des Trinkbechers ziemlich gut erkennen und zuordnen.

B 2.5.3 »Ich muss nach Hause gehen«

Jeder, der Demenzkranke betreut, wird unzählige Male mit diesem dringenden Bedürfnis konfrontiert und steht nicht selten entnervt vor der Aufgabe, einen fest entschlossenen, mit allen Mitteln kämpfenden alten Menschen davon abzubringen, wegzugehen. Betreuende und Angehörige fragen sich oft, was der – selbst wenn die Betroffenen Zuhause sind – häufig geäußerte Wunsch, nach Hause zu gehen, zu bedeuten habe. In welche Zeit ihres Lebens möchten sie zurückgehen? Sehr oft ist dieses »Zuhause« die Wohnung, in der sie ihre Kindheit verbrachten, fast nie die Wohnung, in der sie zuletzt gelebt haben. Was oder wen sucht der alte Mensch? Oder will er nur einer Welt entfliehen, in der er sich nicht mehr heimisch fühlen kann?

Die Kranken suchen ihren Anker in der Regel in einer Zeit, in der sie von vertrauten Menschen umgeben waren oder – noch häufiger – in der Zeit, in der sie mit beiden Beinen im Leben standen und wesentliche Aufgaben erfüllten.

- Sie sehnen sich nach vertrauten Menschen von früher, nach der Mutter, nach Familie, Kindern, Freunden, nach Menschen, die sie verstehen.
- Sie möchten eine Aufgabe erfüllen, nützlich sein:
  »Meine Kinder sind allein zu Hause.«
  »Meine alte Mutter weiß nicht, wo ich bin.«
  »Die Arbeit wartet auf mich!«
  »Ich muss im Garten dringend Gras mähen.«

Andreas Kruse bezeichnet diese »Aspekte der Personalität, die in früheren Lebensaltern zentral für das Individuum waren«, sehr treffend als *Inseln des Selbst* (Kruse 2017, S. 337).

◆ Traumata verarbeiten

Viele heute hochbetagte Frauen waren in ihrer Jugend von schweren, traumatisierenden Erlebnissen betroffen, über die sie aus Scham, Schmerz, Schuldgefühl und Verzweiflung jahrzehntelang mit niemandem sprachen. Häufig waren dies Vergewaltigungen im Umfeld des II. Weltkriegs oder heimliche Abtreibungen, die meist unter entwürdigenden Umständen stattfinden mussten. Die Frauen brauchten ihre ganze seelische Kraft, um diese Ereignisse ein Leben lang in den eigenen Tiefen zu verschließen und mit keinem Wort zu erwähnen. Diese Kraft lässt im hohen Alter nach. So haben mir einige meiner Patientinnen gegen Ende ihres Lebens das bisher schamvoll Verschwiegene anvertraut, das sie all die Jahre als schwere Last mit sich herumgeschleppt hatten.

Demenzkranke vergessen solche, mit schweren negativen Emotionen beladene Erlebnisse nicht. Die lebenslang verdrängten traumatischen Erlebnisse kehren oft im hohen Alter wieder und werden neuerlich zur Gegenwart.

Fallbeispiel

Als junge Ärztin betreute ich Frau S., eine reizende, stets freundliche hochbetagte Dame mit mäßig weit fortgeschrittener Demenz. In den letzten Monaten ihres Lebens traten ohne erkennbare Ursache wiederholt psychotisch wirkende Panikanfälle auf. Die alte Dame zitterte am ganzen Körper und krümmte sich wimmernd zusammen. Als Ärztin dachte ich zuerst an eine organische Ursache. Ich nahm ihr Blut ab, tastete ihren Bauch ab, schickte sie zum Röntgen. Organisch war nichts festzustellen. Versuche, Frau S. zu beruhigen, wenn sie einen ihrer »Anfälle« hatte, scheiterten. Eines Tages wurde ich gerufen, weil Frau S. sich ungeachtet ihrer Gebrechlichkeit wimmernd unter ihrem Bett verkrochen hatte und nicht dazu zu bewegen war, diese Position zu verlassen. Ich kroch zu ihr unter das Bett und legte ihr meinen Arm um die Schultern. Sie schaute mich mit angstgeweiteten Augen an und flüsterte: »Die Russen, die Russen.«.

> Ich versuchte, sie zu beruhigen und sagte sehr bestimmt: »Ich lasse hier keinen Russen herein.«. Frau S. stieß mich weg und flüsterte drängend: »Schnell, laufen Sie weg! Die kommen sonst auch über Sie.«.
>
> Ich konnte der panischen alten Frau nur »helfen«, indem ich sie sedierte. Hätte ich damals bereits etwas von Validation gewusst, wäre es mir vielleicht mit der Zeit durch Verständnis und Mitgefühl gelungen, ihr tatsächlich zu helfen, die schrecklichen Erlebnisse ein für allemal zu bewältigen.

B 2.6 Hinweise für die alltägliche Praxis

Demenzkranke Menschen leben in ihrer eigenen, einzig ihnen selbst zugänglichen Wirklichkeit. Die Periode ihres Lebens, die für sie gerade »wirklich« ist, entspricht zwar ihren jeweils vorherrschenden emotionalen Bedürfnissen, schließt aber die Beteiligung anderer Zeiten bis hin zum Hier und Jetzt nicht aus. Die Zeitreisen in die Vergangenheit erfolgen nicht zufällig, sie spiegeln stets Situationen, Tätigkeiten und Gefühle aus der Vergangenheit, die für die Betroffenen eine besondere Bedeutung hatten. Drei Themenkomplexe stehen dabei im Vordergrund:

1. Das Bedürfnis nach Sicherheit und Geborgenheit in einer unsicher und unberechenbar gewordenen Welt.
2. Das Bedürfnis, in Sorgebeziehungen oder in der Berufsarbeit Sinn zu erfahren. Offenbar bleibt eine Art von Bewusstsein für den Aufgabencharakter des Lebens (vergl. Frankl 1979, S. 68 ff.) bis in späte Phasen der Demenz erhalten.
3. Das Bedürfnis, jahrzehntelang unbewältigte, nie ausgesprochene traumatische Erlebnisse zu bearbeiten, bevor das Leben zu Ende geht.

Literatur

Falkner E (2009) Poldi S. kehrt ins Leben zurück. In: Kojer M (Hrsg.) Alt, krank und verwirrt. 3. Auflage. Freiburg im Breisgau: Lambertus-Verlag.

Feil N (2013) Validation in Anwendung und Beispielen: Der Umgang mit verwirrten alten Menschen. 7. Auflage. Reinhardt-Verlag.

Feil N, de Klerck-Rubin V (2017) Validation: Ein Weg zum Verständnis verwirrter alter Menschen. 11. Auflage. Reinhardt-Verlag.

Fercher P, Sramek G (2014) Brücken in die Welt der Demenz. 2. Auflage. Reinhardt-Verlag.

Frankl V (1979) Ärztliche Seelsorge. Wien: Verlag Franz Deuticke.

Kitwood T (1997) Dementia reconsidered. Buckingham Philadelphia: Open University Press.

Kojer M, Sramek G (2016) Demenz und Sexualität. In: Likar L, Riess E (Hrsg.) Unerhörte Lust. Salzburg-Wien: Otto Müller Verlag.

Kruse A (2014) Ethische Überlegungen zur Menschenwürde in Grenzsituationen. In: Training bei Demenz. 2. Auflage. Schriftenreihe der Baden-Württemberg-Stiftung Stuttgart.

Kruse A (2017) Lebensphase hohes Alter. Verletzlichkeit und Reife. Berlin: Springer-Verlag.

Wojnar J (2007) Die Welt der Demenzkranken. Leben im Augenblick. Hannover: Vincentz Network.

B 3

Zeiterleben und Umgang mit Zeit bei Patienten der Onkologie und in der Palliativmedizin

Marc Wittmann, Solveig Dietrich, Stefan Schmidt und Tanja Vollmer

> »Zeit ist momentan ein Geschenk, von dem man nicht weiß, wie lange es dauert.«
> *60-jährige stationäre Patientin mit einem Non-Hodgkin-Lymphom*

B 3.1 Studie zum subjektiven Zeiterleben von onkologischen Patienten

Studienteil I: Quantitative Erhebung

Da zum Zeitpunkt des Studienbeginns im Jahr 2001 nur anekdotische Berichte zu einer veränderten Erfahrung von Zeit bei Patienten mit Krebserkrankung vorlagen, untersuchten wir in unserer Studie systematisch die Befindlichkeit, Lebensqualität und Zeitwahrnehmung von Patienten mit hämatologischen Krebserkrankungen. In die Studie aufgenommen wurden 91 stationäre Patienten mit malignen hämatologischen Systemerkrankungen (Leukämien und Lymphome) in einem Alter zwischen 18 und 73 Jahren (im Mittel: 46,7 Jahre). 64 % der Patienten waren erstdiagnostiziert, 36 % der Patienten kamen mit einem Rezidiv in die Klinik. Zum Vergleich untersuchten wir 29 stationäre Patienten mit benignen (nicht lebensbedrohlichen) Erkrankungen. Details über die folgenden Methoden, Patientenvariablen sowie die Ergebnisse finden sich in Wittmann et al. (2006) und Vollmer et al. (2011).

Die Patienten wurden auf ihren Zimmern von psychoonkologisch geschulten Mitarbeitern besucht. Auf einer visuellen Analogskala (von 0 = sehr langsam bis 10 = sehr schnell) sollten sie angeben, wie schnell für sie die Zeit momentan im Krankenhaus vergeht. In einer prospektiven Zeitwahrnehmungsaufgabe sollten sie dann die Dauer eines Intervalls von 13 Minuten ab einem indizierten Zeitpunkt schätzen. Innerhalb dieses Zeitraums füllten sie Fragebögen aus, bis der Alarm einer Uhr das Ende des Intervalls bedeutete. Die Patienten sollten dabei auf einem Zeitpfeil, der einen Zeitraum von einer Stunde in 1-Minuten-Schritten abmaß, angeben, wie viele Minuten der betreffende Zeitraum gedauert hatte. Als Maße der Befindlichkeit wurden der Hospital Anxiety and Depression Scale (HADS) sowie auf die Krebserkrankung bezogene Instrumente zur Erfassung der Lebensqualität (Functional Assessment of Cancer Therapy, FACT-G) und des spirituellen Wohlergehens (FACIT-Sp) eingesetzt. Patienten, welche von einer geringeren Lebensqualität oder von einem geringeren spirituellen Wohlbefinden berichteten, sowie Patienten, die höhere Werte auf der Angstskala hatten, gaben an, den Zeitverlauf als langsamer vergehend zu erleben, und sie schätzten das Zeitintervall länger ein (jeweils signifikante Korrelationen, $p < 0{,}01$). Es handelte sich dabei um niedrige Korrelationskoeffizienten zwischen 0,2 und 0,3. Wir dürfen also nur von einem kleinen, aber signifikanten Zusammenhang sprechen. Bei der Kontrastierung der Patienten in eine Gruppe mit nur niedrigen Angstwerten und einer Gruppe mit einem im HADS als auffällig klassifizierten Angstniveau schätzten die angsterfüllten Patienten den Zeitraum als signifikant ($t = 2{,}1$, $p = 0{,}02$) länger ein (18,1 Min.) als Patienten mit niedriger Angstausprägung (15,5 Min.). Diese Ergebnisse können anhand der Konzeption der emotionsgeleiteten Aufmerksamkeitslenkung auf die Zeit diskutiert werden. In zahlreichen Studien konnte nachgewiesen werden, dass die Aufmerksamkeitslenkung weg von absorbierenden Tätigkeiten und dafür hin auf die Zeit zu einer subjektiven Dehnung von Zeit führt (Zakay und Block 1997). So bewirken die durch die Krankheit hervorgerufenen Angstzustände und die gefühlte geringere Lebensqualität eine Abnahme von positiven und konstruktiven Gedanken, die von der Zeit ablenken können. Zudem verstärkt sich bei jenen, die Angst erleben, der Fokus auf die Zeit im Sinne einer ständigen Beobachtung der verbleibenden Zeit: »Wieviel Zeit werde ich noch haben, Zeit ist wertvoll, Zeit ist ein Geschenk, ...« (▶ Studienteil II). Aus der Sicht der Patienten steigt die Wertigkeit der Zeit mit der Krebsdiagnose an und damit die Beschäftigung mit diesem Thema. Ähnlich wie in Zuständen der Langeweile führen erhöhte Angstzustände und eine geringere Lebensqualität womöglich zu einem stärkeren Beachten der Zeit. Das vermehrte Achten auf die Zeit führt aber zur Verlangsamung des Zeitverlaufs und einer Überschätzung von Dauer. Das Erlebnis von Zeit kann demnach ein Indikator sein für eine emotionale und spirituelle

Krisensituation eines Patienten, der die Krankheit und seine psychosozialen Konsequenzen bewältigen muss. Umgekehrt könnte man auch argumentieren, dass die Zeitwahrnehmung nicht nur ein Symptom einer negativen Krankheitsverarbeitung ist, sondern dass das Erlebnis der langsam verlaufenden Zeit selbst auch als Stressor wirken könnte.

In einer nachfolgenden Studie mit onkologischen Patienten konnten niederländische Forscher unsere Befunde bestätigen und erweiternd zeigen, wie die Zeitperspektive, der subjektive Verlauf der Zeit und die Befindlichkeit zusammenhängen (van Laarhoven et al. 2011). In diese Studie eingeschlossen wurden zum einen Patienten, die nach einer Behandlung, die nicht länger als ein Jahr zurückliegen durfte, krebsfrei waren, und zum anderen Patienten mit fortgeschrittener Krebserkrankung in einer palliativen Versorgungssituation. Die Patienten ohne aktuelle Krebserkrankung hatten eine deutlich stärker ausgeprägte Zukunftsperspektive, die Patienten mit fortgeschrittener Krebserkrankung waren stärker präsenzorientiert. Zudem berichteten die Patienten in der Palliativversorgung von einer subjektiv langsamer verlaufenden Zeit (erhoben wurde der Zeitraum der letzten Woche). Dieses Zeitempfinden war mit verschiedenen Maßen des subjektiven Befindens, einer geringeren Lebensqualität sowie erhöhten Depressionswerten korreliert. Diese Befunde sind mit einem Modell verstehbar (Wittmann und Paulus 2016), welches annimmt, dass die Zeitperspektive, also das relative Vorherrschen der Vergangenheits-, Gegenwarts- und Zukunftsorientierung einen Einfluss auf den gefühlten Verlauf der Zeit hat. Es geht dabei um die relative Dominanz der Erinnerungen (Vergangenheit), der gegenwartsbezogenen Wünsche und Wahrnehmungen sowie um Erwartungen und Planungen (Zukunft). Eine stärkere Ausrichtung auf das gegenwärtige Erleben ist mit einer subjektiven Zeitdehnung verbunden. Eine stärkere Ausrichtung auf zukünftige Ereignisse unter Vernachlässigung der Gegenwartsperspektive ist hingegen mit einem schnelleren Verlauf der Zeit verbunden (Wittmann et al. 2015; Wittmann und Schmidt 2014). Dies hängt damit zusammen, dass das Zeiterleben an das körperliche und emotionale Selbsterleben gebunden ist. Je mehr man sich emotional-körperlich und damit als präsent spürt, desto langsamer vergeht die Zeit (für eine elaborierte Herleitung siehe Wittmann 2015). Man denke im negativen Sinne an das Gefühl der Langeweile, aber im positiven Sinne auch an das Gefühl freudig erregter Präsenz. Beim Abschweifen der Gedanken in die Zukunft, also wenn wir Pläne fassen oder einfach Erwartungen haben, sind wir nicht in körperlicher Präsenz, im Hier und Jetzt, und dies führt zu einem schnelleren Vergehen der Zeit.

Studienteil II: Qualitative Erhebung

Im zweiten Teil unserer Studie wurde ein halboffenes Interviewverfahren mit qualitativer Auswertung gewählt. Zu den methodischen Grundlagen dieser Art von Datenerhebung und qualitativer Auswertung siehe Kruse (2014). Hierbei wurden die Antworten der Patienten mit onkologischer Erkrankung mit den Antworten von Patienten mit benignen Erkrankungen (keine lebensgefährdenden Erkrankungen etwa des Muskel-Skelettapparates, Behandlungen von akutem oder chronischem Schmerz, rheumatoider Arthritis) verglichen. Zu Beginn des halboffenen Interviews wurden den Patienten neun Kärtchen mit den folgenden Begriffen vorgelegt: Angst, Zeit, Glaube, Familie, Essen, Beruf, Tod, Schmerz, Freiheit. Diese sollten in eine frei gewählte Anordnung auf den Tisch gelegt werden. Das heißt, jeder Begriff sollte in seiner Relevanz für den Patienten eingeordnet, nach Wichtigkeit sortiert und dabei diskutiert werden. Es ging darum, ein Gespräch über wichtige Themen für die Patienten anzustoßen und die Positionierung des Zeit-Begriffs im Rahmen der für Patienten insgesamt wichtigen Themen wie Beruf und Familie, Essen und Schmerz etc. zu ermitteln. Entsprechend wurde die Karte mit dem Begriff »Zeit« vom Interviewer angesprochen. Dies konnte etwa folgendermaßen geschehen, in dem die Position des Kärtchens für »Zeit« kommentiert wurde (»Sie haben die Zeit ganz an den Anfang/in die Mitte/an das Ende gestellt.«). So er-

B 3 Zeiterleben und Umgang mit Zeit bei Patienten der Onkologie

gab sich neben der Vergewisserung über die Wichtigkeit des Begriffs gleichzeitig und sehr natürlich der Einstieg in das halboffene Interview zum Thema »Zeit« mit den folgenden Fragen:

1. Was verbinden Sie mit dem Begriff »Zeit«? Was fällt Ihnen dazu ein?
2. Wie schnell vergeht für Sie derzeit die Zeit? War das vorher anders?
3. Bitte schätzen Sie ungefähr in Prozent, wie hoch der Anteil der Zeit ist, in der Sie Langeweile empfinden!
4. Womit beschäftigen Sie sich in dieser Zeit?
5. Wie verbringen Sie die übrige Zeit?

Danach wurde eine Uhr mit drehbaren Zeigern auf den Tisch gestellt mit der Frage:

1. »Wenn das Ihre Lebensuhr wäre, wieviel Uhr ist es jetzt in diesem Augenblick? Stellen Sie die Uhr danach ein und formulieren Sie dabei Ihre Gedanken!«.
2. Zum Abschluss wurden die Patienten gebeten, das Sprichwort »Zeit heilt alle Wunden.« zu kommentieren.

Alle Fragen stellen einen Rahmen dar, um die Patienten über ihre persönliche Zeit sprechen zu lassen. Das Interview wurde akustisch aufgezeichnet, die Texte transkribiert und anschließend in die Software zur qualitativen Inhaltsanalyse MAXQDA (VERBI Software GmbH, Berlin) eingelesen. Mit dieser war im zweiten Schritt auch eine quantitative Auswertung der Codes möglich. Folgende Schritte wurden im Anschluss von zwei unabhängigen Ratern durchgeführt:

1. Registrierung der Sätze, in denen »Zeit« thematisiert wurde,
2. Markierung dieser »Zeit«-Sätze mit den vorab festgelegten Obercodes (Zeit-Bedeutung, Zeitkarten-Position, Zeit quantitativ, Zeit qualitativ, Zeit-Einstellung der Uhr, Zeit-Sprichwort etc.),

B Was verändert unser Zeiterleben?

3. Markierung dieser Obercodes mit weiteren differenzierenden Untercodes (z.B. für den Obercode »Zeit-Bedeutung«: verbleibende Lebenszeit, Zeit ist knapp, Zeit ist schnell vergangen, Zeit zum Nachdenken etc.).

Nach der in jedem Schritt unabhängigen Bewertung der zwei Rater wurde jeweils eine Einigung über die divergierenden Untercodes erzielt, bevor zum nächsten Schritt der Quantifizierung übergegangen wurde. In diesem Schritt generiert das Programm einen Output, der angibt, wie häufig ein Untercode innerhalb einer der beiden Gruppen zu verzeichnen war. Als Beispiel: Der Obercode »Bedeutung« mit seinem Untercode »Zeit ist ausgefüllt mit Aktivität« wurde von 19 der 91 onkologischen Patienten mit malignen Erkrankungen und von 5 der 29 Patienten mit benignen Erkrankungen erwähnt. Mit Hilfe eines Chi-Quadrat-Tests wurde daraufhin statistisch untersucht, ob sich die Häufigkeit der Nennungen des Untercodes zwischen den beiden Gruppen unterschied, ob also der Patient mit malignen Erkrankungen weniger häufig oder häufiger als die Patienten mit benignen Erkrankungen ein Thema besprachen. In die Statistik ging lediglich kategorial ein, ob ein Patient eine Aussage zu diesem Thema machte (1) oder nicht (0). Die Anzahl der Äußerungen eines Patienten zu einem Themenbereich wurde in dieser Berechnung nicht berücksichtigt.

Insgesamt ergaben sich 113 Untercodes, wobei viele Einmalnennungen zu verzeichnen waren. Zur statistischen Analyse wurde der Chi-Quadrat-Test zur Untersuchung von Häufigkeiten bei nominalskalierten Variablen herangezogen. Bei zwei Zeit-Untercodes ergaben sich signifikant häufigere Nennungen bei den Patienten mit malignen Erkrankungen im Vergleich zu den Patienten mit benignen Erkrankungen. Es handelte sich um (1) »Verbleibende Lebenszeit« (Obercode: Bedeutung): N (maligne) = 23/91, N (benigne) = 1/29 ($p < 0{,}011$); (2) »Soziale Beziehungen« (Obercode: Beschäftigung-qualitativ): N (maligne) = 67/91, N = (benigne) = 9/29 ($p < 0{,}027$). Die onkologischen Patienten sprechen demnach häufiger über die verbleibende Lebenszeit, und sie geben häufiger an, mit ihrem sozialen Umfeld beschäftigt zu sein.

Verbleibende Lebenszeit

Am Begriff »Verbleibende Lebenszeit« zeigt sich ein ganzes Spektrum an Reaktionen im Umgang mit der potenziell tödlich verlaufenden Erkrankung. Zum einen wird das Thema Endlichkeit eher distanziert und pragmatisch angegangen. »Der Tod ist einfach eine zwangsläufige Sache, die irgendwann auf mich zukommen wird. Früher oder später, das weiß ich noch nicht. [...] Ich habe jetzt ein Testament geschrieben, aber das hätte ich sowieso gemacht, weil mein Beruf auch so gefährlich ist«. »Wenn das jetzt schief geht, akzeptiere ich das genauso. [...] Man hofft zwar, dass man es soweit wie möglich hinausziehen kann, aber wenn es soweit ist, dann muss man es akzeptieren«. Andere Patienten sind zuversichtlich, was ihre Lebenszeit angeht: »[Ich bin] Optimist, dass ich die Krankheit überstehen werde und einige Jahrzehnte noch leben werde«. »Angst, ja, Angst, ja, Angst habe ich schon, ja aber nicht so viel. Ich kenne schon alles, ich weiß, was mich erwartet, und jetzt habe ich keine Angst vor der Zukunft, weil ich überzeugt bin, dass ich in drei Monaten wieder Zuhause bin. [...] Ich weiß, Leukämie ist heilbar. Ich habe damals erfahren, ich werde nicht sterben, und es war für mich okay«. Andere wollen sich nicht sonderlich mit dem Thema befassen: »[...] möchte ich den [Tod] möglichst weit nach hinten drängen, weil er mir jetzt im Moment zu früh käme«. Zuletzt setzen sich manche konkret mit der Angst vor dem Sterben und der Angst vor dem Tod auseinander: »Für mich bedeutet Angst, dass ich nicht genau weiß, ob ich wirklich überleben werde. Angst vor dem Sterben, vor allem schmerzhaft sterben. Nicht unbedingt vor dem Tod, vor allem schmerzhaft sterben«. »Durch die Erkrankung geht sehr, sehr viel Zeit verloren. Die Warterei, und ich weiß nicht, wieviel Zeit ich noch habe. [...] dann würde ich die [Zeit] gerne sinnvoller nutzen. [...] Angst, ob ich alles noch schaffe. Angst vor dem Tod«.

»Soziale Beziehungen«

Auffällig ist die häufige Nennung der Familie als herausragender Bezugspunkt: »Familie ist für mich das Wichtigste«, »Familie steht an erster Stelle«. Dabei geht es einerseits um die Sorge für die Familie: »Meine Kinder sind noch viel zu klein. Also da könnte ich mir vorstellen, dass ich eine furchtbare Lücke hinterlasse. [...] Das macht mir Sorge, weil das wäre jetzt einfach noch ein bisschen zu früh«. Die Familie wird aber auch dahingehend erlebt, dass sie einen unbedingten Rückhalt gibt: »Familie, das ist mir das Wichtigste. Ich habe eine sehr intakte Familie. Also eine wunderbare Frau und vier Kinder. [...] Gerade mit meiner Krankheit habe ich ungeheuer gespürt, dass ich eine wunderbare Familie habe. [...] Die kleine [Tochter] hat gesagt, Papa, Du gefällst mir mit Haaren oder ohne Haare«. »Man hat das Sich-Gegenseitig-Brauchen, und das alles zu bestehen, hat eine tiefere Dimension für die Beziehung bekommen. [...] Die Kraft und der Glaube kommt auch sehr stark aus dieser Beziehung und einer intakten Familie und mit einem sehr intakten Freundeskreis«. Auch verändern sich die Familienbeziehungen. So berichtet eine Patientin, wie die Mutter nur schlecht mit der Situation umgehen kann, der Vater hingegen unerwartet eine Bezugsperson wird: »Witzigerweise ist mein Vater, der mein Leben lang nie für mich da war, derjenige, der am besten mit mir umgeht. Mit dem ich auf eine Art eigentlich das engste Verhältnis habe«.

Ähnlich wie sich in Interviews zum Umgang mit Sterben und Tod bei gesunden Menschen zeigt (Saake 2008), sind die Reaktionen der Patienten sehr unterschiedlich. Nicht überraschend ist die verbleibende Lebenszeit durch die Krebserkrankung ein wesentlich wichtigeres Thema als für Patienten mit benignen Erkrankungen. Die Äußerungen der maligne Erkrankten variieren zwischen (allerdings explizit thematisierter) Verleugnung und Optimismus und bewusster und verstärkter Befassung mit dem Thema. Über den Tod wird verstärkt nachgedacht und dies wirkt sich auf das emotionale Befinden aus, etwa mit verstärkter Angst (Vollmer et al. 2011). Die Tatsache, dass diese Thematik vermehrt in den Fokus rückt, hat unter anderem zur Folge, dass die sozialen Beziehungen, nahe Freunde aber insbesondere die Familie, verstärkt wichtig werden – wichtiger als für Patienten mit benignen Erkrankungen. Kritische Lebensereignisse allgemein, wie auch die hier präsentierten Befunde mit onkologischen Patienten zeigen, führen zu einer reduzierten Zukunftsperspektive sowie zu einer verstärkten Präsenzorientierung, was mit dem Gefühl einer subjektiven Zeitdehnung einhergeht (van Laarhoven et al. 2011). Studien zum Raumerleben onkologischer Patienten zeigen ganz ähnliche Befunde einer gesteigerten Introspektion, einer verstärkten Beschäftigung mit dem kranken Körper als gegenwärtigster Raum, der nicht verlassen werden kann (Vollmer und Koppen 2010). Mit dem Gefühl, den »Raum« als Metapher des kranken Körpers nicht verlassen zu können, geht auch einher, dass Planungen, die vorher noch Monate oder gar Jahre betrafen, auf einmal hinfällig sind. In unserer Studie zur Zeitwahrnehmung bestätigt sich dies: Die Zukunftsperspektive ist eingeschränkt auf wenige Tage oder Wochen. Zudem, und das zeigen die qualitativen Interviews, kommt es neben der Veränderung der Zeitperspektive zu einer verstärkten Zuwendung zur eigenen Familie. Anstatt der Planung von zukünftigen individualistischen Projekten wird das Zusammensein mit der Familie jetzt das Wichtigste (Carstensen 2006).

B 3.2 Zeiterleben im Kontext der Palliativmedizin

Wenn sich die Wertigkeit der Zeit in der Wahrnehmung der Schwerstkranken und Sterbenden so sehr zeigt, dann sollte man doch davon ausgehen, dass der richtige Umgang mit der Zeit in der Betreuung dieser Patienten von besonderer Wichtigkeit ist. Inzwischen ist jedoch auch das medizinische System nicht nur von Zeitverdichtung und Leistungsdruck, sondern auch von einer zunehmenden Ökonomisierung und Objektivierung geprägt. Gerade in größeren organisatorischen Systemen, für welche Kliniken das Paradebeispiel sind, dominiert der Druck, eine Rendite zu erwirtschaften (privater Träger) oder zumindest, keine Verluste zu erzeugen (öffentliche Träger), das Handeln der einzelnen Akteure (Gawande 2009). Vor diesem Hintergrund kommt es zu Einschränkungen und Belastungen bei den Arbeitsabläufen des Personals und zu einer Verminderung der nur schwer ökonomisierbaren Interaktion mit den Patienten. In einer Studie mit Ärzten des Universitätsklinikums Freiburg (Becker et al. 2010) zeigte sich, dass der durchschnittliche Arbeitstag dort knapp elf Stunden dauerte. Die Ärzte verwandten deutlich mehr Zeit für Dokumentation sowie für die Interaktion mit Kollegen als für die Interaktion mit den Patienten. Im Schnitt betrug die tägliche Interaktionszeit pro Patient 4 Minuten und 17 Sekunden und pro Patientenangehörigen 20 Sekunden.

Patienten sind bedingt durch ihre Erkrankung und dem Verbleib in der Klinik ihrer normalen Zeitabläufe enthoben und erleben dabei einen unfreiwilligen Leerlauf. Schließlich ist Nichtstun das Gebot der Heilung, so dass ein entfunktionalisierter Zustand entsteht, der stark präsenzorientiert ist. Die Ärzte hingegen befinden sich in einem leistungsbezogenen und manchmal überfordernden Berufsalltag, der ausschließlich von zielgerichtetem Handeln, dem daraus resultierenden Handlungsdruck und einer nahezu vollständigen Funktionalisierung geprägt ist. In der Interaktion zwischen Arzt und Patient treffen diese beiden Perspektiven aufeinander. Die Überbrückung muss hierbei von Seiten der Ärztin oder des Arztes geleistet werden. Die Aufgabe ist es, sich für den Patienten Zeit zu nehmen, während man gleichzeitig nicht über diese verfügt (siehe Becker et al. 2010). Zu diesen unterschiedlichen Zeitperspektiven kommt interaktionserschwerend hinzu, dass eine von Handlungsdruck und Funktionalisierung geprägte Haltung Empathie, Mitgefühl und Hilfsbereitschaft senkt. Dies wurde experimentell sehr eindrücklich aufgezeigt (Darley und Batson 1973). Patienten und Ärzte haben eine gegenläufige Zeitwahrnehmung. Patienten haben Zeit, fühlen einen langsamen Verlauf der Zeit und sind dominant gegenwartsorientiert. Ärzte haben Zeitdruck und sind termin- bzw. zukunftsorientiert.

Der Zeitpunkt der Krebsdiagnose ist der erste fundamentale Einschnitt ins Leben und Zeiterleben der Patienten. War man noch eingespannt in schnelllebige Abläufe von Berufsleben und Familie, wird man plötzlich unerwartet »ausgebremst«. Für den Patienten bedeutet die Aufnahme ins Krankenhaus eine Zäsur, die ein Eingriff in den persönlichen Zeitrhythmus ist. Im Krankenhaus laufen die Tagesabläufe anders ab als Zuhause; viele Patienten verlieren nach ein paar Tagen Aufenthalt ihre gewohnte Zeitorientierung. Die einzelnen Wochentage ziehen vorüber und lassen sich wegen ihrer Gleichförmigkeit nicht mehr unterscheiden. Der Tag wird nicht von einem selbst kontrolliert, sondern ist extern, durch die Visiten und die Mahlzeiten, strukturiert. Aus der privaten Vertrautheit in eine ungewohnte Umgebung versetzt, muss man sich an einen fremden, teilweise öffentlichen Raum gewöhnen. Der Raum ist unpersönlich, andere Personen (Reinigung, Pflege, Ärzte, Therapeuten) betreten ihn permanent und ungefragt.

Der Zeitpunkt schließlich, an dem einem Patienten mitgeteilt wird, dass die Erkrankung nicht mehr heilbar ist, stellt einen weiteren fundamentalen Einschnitt dar. War man noch eingespannt in Therapieprozesse und getragen vom Gefühl der Hoffnung auf Heilung, ist man nun dieser Zukunftsperspektive beraubt. Bezogen auf die Palliativstationen spielt sich das Leben im und um das Patientenbett herum ab. Neben dem Mangel an Rückzugsmöglichkeiten teilt man sich unter Umständen – häufig allerdings gibt es auf Palliativstationen Einzelzimmer – das Zimmer mit anderen Patienten und damit auch unweigerlich mit deren jeweiligen Zeitrhythmen.

Mit dem Verlauf der Krankheit nehmen die körperlichen Beschwerden zu und die eigene Leistungsfähigkeit ab. Gerade dann,

B Was verändert unser Zeiterleben?

wenn man sich über Aktivitäten wie Sport oder den Beruf definiert hat, wird das körperliche Gebrechen zur psychischen Belastung. Das sich verlangsamende Zeitempfinden und Reaktionsvermögen des schwerkranken Patienten steht dabei in zunehmendem Gegensatz zum von permanenter Geschwindigkeit geprägten Umfeld. Zeit wird auf einmal bewusst erlebt. Dabei kann das Zeitempfinden als paradox erlebt werden, wie der Palliativmediziner Gian Domenico Borasio in seinem Buch »Über das Sterben« (2012, S. 104) schreibt:

> »Mit Fortschreiten der Erkrankung bemerken viele, dass sie, wie mir ein Patient sagte, ›gleichzeitig zu wenig und zu viel Zeit haben‹. Zu wenig Zeit bis zum Tod, aber zu viel Zeit, weil die meisten Aktivitäten des täglichen Lebens wegen der Krankheit nicht mehr durchgeführt werden können.«

Der Faktor Zeit kann aber mitunter als kostbar wahrgenommen werden. Aufgrund ihrer fortgeschrittenen Tumorerkrankung in ihrer Bewegung komplett eingeschränkt, sagte eine Patientin: »Vieles von dem, womit ich mich über Jahrzehnte beschäftigt habe, habe ich auf einmal erreicht. Zum Beispiel das Leben im Hier und Jetzt, die Entschleunigung, Dinge anzunehmen, wie sie sind. Jahrelang bin ich durch mein Leben gerannt, und jetzt habe ich diese Ruhe gefunden. Die Momente werden auf einmal wichtig, kleine Dinge im Tagesablauf.«

Die Zeit kann auch ein wesentliches Thema im Sterbeprozess werden. Das zeigt sich an Fragen wie: »Wie viel Zeit bleibt mir noch?«, »Werde ich noch einen Geburtstag oder unseren nächsten Hochzeitstag erleben?«. Sterbende verlieren in gewisser Weise ihre Zukunft. In der letzten Lebenszeit von Sterbenden nimmt die körperliche Energie zunehmend ab. Außer an Schmerzen, Übelkeit oder Atemnot leiden viele auch an einer ausgeprägten Müdigkeit und haben somit ein großes Schlaf- und Ruhebedürfnis, einhergehend mit Kraftlosigkeit, Schwäche und Motivationsverlust. Für viele Dinge, für die der Patient nun Zeit hätte, fehlt die Kraft. Jegliche Aktivität ist mit Anstrengung verbunden und erfordert Erholungsphasen. Häufig ist das Bedürfnis, sich von der Umwelt zurückzuziehen, groß, und manche Patienten befinden sich in einem Dämmerzustand. Wenn die Augen nicht geschlossen sind, scheinen sie in die Ferne gerichtet zu sein (vgl. Kulbe 2010, S. 25). Es kommt schließlich mehr und mehr zum Verlust des Zeitgefühls. Gleichzeitig kommt es zur Bewusstwerdung des »Jetzt geht meine Zeit zu Ende«. Viele Sterbende wollen darum, dass man schnellstmöglich noch eine wichtige Person anruft und einbestellt, oder aber gerade dass man manche Menschen nicht mehr ins Zimmer lässt (Gruber et al. 2000).

B 3.3 Überlegungen zur Anpassung der divergierenden Zeitbeziehungen

Das subjektive Zeitempfinden der Patienten steht im Gegensatz zur Schnelligkeit der Abläufe im Krankenhaus. Wie lassen sich die auseinanderfallenden Zeittempi aufeinander abstimmen? Was bereits in der Akutversorgung im Krankenhauskontext von Belang ist, hat in der Palliativmedizin ein umso stärkeres Gewicht. Bezogen auf die Palliativmedizin meint Annette Kulbe, dass der Patient das Gefühl haben muss, dass Zeit für ihn da ist. Der Begleitende sollte Zeit haben und sich Zeit nehmen (Kulbe 2010, S. 33).

Wie kann man sich als Betreuender auf die Zeit des Patienten einstellen, um eine auf die Bedürfnisse des Patienten zugeschnittene Betreuung zu ermöglichen? Dazu haben wir in den folgenden Paragraphen einfache »Handlungsanweisungen« aus vier Bereichen (Aktivitäten, non-verbale Kommunikation, Synchronisierung der Rhythmen, verbale Kommunikation) zur Orientierung zusammengestellt, die im Leitfaden für An- und Zugehörige zu konkreten Beispielen ausgearbeitet sind.

Leitfaden für mehr Achtsamkeit für An- und Zugehörige von Palliativpatienten (zusammengestellt von Solveig Dietrich):

Gönnen Sie sich die Zeit, einfach da zu sein. Keine Aktivitäten, sondern einfach nur präsent sein.

Erlauben Sie sich, sich ganz auf den Moment einzulassen, vielleicht auch einfach nur zu schweigen.

Versuchen Sie, sensibel für das Zeitempfinden des Kranken zu sein und sich ganz auf dessen Zeit einzulassen.

Versuchen Sie, wenn möglich, das Handy beim Betreten des Zimmers auszuschalten; das kann symbolisieren, »Zeit zu haben«.

Gehen Sie vorher in die Klinikkapelle oder einen anderen Raum, um »herunterzufahren«, sich ganz auf die langsamere Zeit einzulassen.

Versuchen Sie, mit Ruhe und Gelassenheit das Zimmer zu betreten.

Denken Sie an Dinge aus der Natur, die Ruhe ausstrahlen können, z. B. einen Stein, Holz, Blumen usw., an alles, was Sie selbst beruhigt.

Denken Sie eventuell an Musik, die beruhigend auf Sie wirkt.

Versuchen Sie, schon auf dem Weg zum Zimmer/der Klinik langsam zu gehen, auch wenn es nur einige Meter zum Innehalten sind.

> Verbringen Sie lieber eine kürzere Zeit gemeinsam, aber versuchen Sie, während dieser dann wirklich anwesend zu sein, sich auf den Rhythmus des Anderen einzulassen und sich für das Zeitgefühl des Anderen zu sensibilisieren.
>
> Bringen Sie sich vielleicht einen Tee bzw. Kaffee mit. Auch das kann »Ankommen« und »Zeithaben« vermitteln.

1. *Aktivitäten:* Jede nicht unbedingt nötige Aktivität sollte man als Betreuender wenn möglich einstellen. Zum Gespräch sollte man sich setzen. Das Stehen oder Gehen vermittelt eher das Gefühl, man sei »auf dem Sprung« und habe nur wenig Zeit. Es geht um Präsenz. Der Palliativpatient spürt meistens sehr wohl, ob jemand Zeit mitbringt und ob er wirklich »da« ist. Es ist wichtig, Ruhe in ein Patientenzimmer zu bringen; man sollte versuchen, Hektik und Zeitknappheit wenigstens für den Moment abzulegen.
2. *Non-verbale Kommunikation:* Beim aktiven Zuhören geht es nicht nur darum, das Gesagte zu erfassen, sondern auch darum, auf das Unausgesprochene, die Zwischentöne, zu achten. Es geht darum, Blickkontakt zu halten und eine zugewandte Körperhaltung einzunehmen, klare Aussagen zu machen. Der Gesprächspartner sollte nicht unterbrochen werden (vgl. Bausewein et al. 2007, S. 85–86). Dabei sind Gesprächspausen und das gemeinsame Schweigen ein wichtiger Teil von Kommunikation.
3. *Verbale Kommunikation:* Schon in der klassischen Arzt-Patient-Beziehung im Akutkrankenhaus kommt es häufig zu Kommunikationsschwierigkeiten. Häufig verursachen Visiten mehr Verwirrung und Unruhe als Klarheit. Der Patient bleibt verunsichert zurück, weil er manches nicht verstehen konnte. Es kommt manchmal nicht auf viel Information an, sondern auf eine Rücksicht nehmende Haltung. Sich einige Minuten für den Patienten Zeit zu nehmen, bedeutet dem Patienten unter Umständen mehr als eine umfassende Aufklärung über den Verlauf der Er-

krankung und mögliche Therapiemaßnahmen. Auch Borasio (2012, S. 63) beschreibt aus seiner ärztlichen Praxis, dass Patienten den Inhalt eines Gesprächs, und sei er noch so wichtig, oft schnell vergessen haben; aber ob sich der Arzt Zeit genommen hat oder in Eile war, prägt sich als bleibender Eindruck ein.
4. Synchronisierung der Rhythmen: Besonders in klinischen Einrichtungen fällt es schwer, das eigene Tempo zu wechseln und sich auf das Tempo der Patienten einzustellen. Es ist für den Schwerkranken aber unabdingbar, denn die meisten Pflegeverrichtungen, auch wenn der Patient nur passiv daran teilnimmt, können im geschwächten Zustand sehr anstrengend sein. Für den Patienten kann es dabei sowohl physisch wie auch psychisch sehr anstrengend sein, wenn der Pflegende keine Zeit hat und sich nicht auf diese individuelle Geschwindigkeit des Patienten einlassen kann.

Das Konzept und die Praxis der Achtsamkeit bieten eine Möglichkeit, die oben in den vier Bereichen umrissene Grundhaltung einer gegenwärtigen Präsenz einzuüben. Darüber hinaus bietet das Konzept der Achtsamkeit auch einen wissenschaftlichen Rahmen, der ein noch tieferes Verständnis der Zeitstrukturen und der Handlungsanpassung in der Palliativmedizin ermöglicht. Unter Achtsamkeit versteht man eine innere Haltung, die durch eine bewusste, nicht wertende Präsenz im gegenwärtigen Moment charakterisiert ist (Banzhaf und Schmidt 2015). Diese Haltung ist von den Qualitäten Offenheit, Neugier, Zuwendung und Akzeptanz geprägt. Achtsamkeit kann durch angeleitete Techniken und vertiefende Übungen erlernt werden. Die bekannteste Intervention ist das achtwöchige Kursprogramm *Mindfulness-Based Stress Reduction* (MBSR; dt. Achtsamkeitsbasierte Stressbewältigung), das in manualisierter Form vorliegt (Kabat-Zinn 2001).

Durch verstärkte Achtsamkeit tritt das andauernde Gefühl der Eile und innerer Unruhe in den Hintergrund. In den Vordergrund tritt der gegenwärtige Moment, der durch den Erfahrungsbezug der Gegenwartsorientierung verankert wird. Der gegenwärtige Moment erfährt durch diese zeitliche Orientierung und Verankerung eine zeitliche Ausdehnung und damit verbunden auch ein Gefühl der inneren Ruhe, Verlangsamung und Bezogenheit in der Situation. Durch die bewusste Neuausrichtung der Aufmerksamkeit und der sensorischen Verankerung wird ein veränderter Bewusstseinszustand geschaffen, der mit einer Veränderung des Zeiterlebens einhergeht (Wittmann 2015; Wittmann und Schmidt 2014). In zwei eigenen Studien mit Meditierenden unterschiedlicher Traditionen konnten wir auch empirisch zeigen, dass für Meditierende im Vergleich zu Kontrollpersonen die Zeit im Alltag subjektiv langsamer vergeht, ausgedehnter empfunden wird und weniger Zeitdruck besteht (Schötz et al. 2016; Wittmann et al. 2015).

Ein Schlüsselfaktor für das Vermindern von Stress und Hektik im Klinikalltag liegt also in einer veränderten Zeitwahrnehmung, die erlernbar ist. Zentral ist hier die Beobachtung, dass sich das subjektive Zeitempfinden im Sinne des Gefühls, nicht genug Zeit zu haben, häufig von einem Kontext in den nachfolgenden überträgt. Das Sich-Beeilen bringt keine freie Zeit hervor, da sich die innere Unruhe der Eile auf eine mögliche freie Zeit fortsetzt. So hat, wer sich den ganzen Tag beeilt, am Abend vielleicht freie Zeit übrig, kann sie aber nicht nutzen, da er innerlich nicht zur Ruhe kommt. Die in der Praxis der Achtsamkeit zugrunde liegende buddhistische Psychologie geht in diesem Zusammenhang vom Konzept der »Gewöhnung des Geistes« aus (Schmidt 2014). Damit ist gemeint, dass bestimmte Grundhaltungen des In-der-Welt-Seins sich selbst fortschreiben. Wer sich viel in Achtsamkeitsmeditation übt, wird auch im Alltag achtsamer sein. Um zu erreichen, dass man auch in hektischen Zeiten eine innere Ruhe bewahrt, bedarf es der Gewöhnung in anderen Kontexten als der Meditation – etwa im Berufsleben. Anhand eines solchen Übertrags des Zeiterlebens vom einen Kontext in den anderen kann auch erklärt werden, warum sich Menschen in unserer zeitverdichteten und funktionalisierten Kultur schwer tun, Momente des Wartens, der Stille und des Nichtstuns auszuhalten. Dies wurde eindrücklich mit dem »disengaged mind«-Paradigma gezeigt (Wilson et al. 2014). In elf

Experimenten wurden Versuchspersonen gebeten, zwischen 6 und 15 Minuten, ohne Möglichkeit der Ablenkung, »nichts« zu tun. Dies wurde mehrheitlich als negativ erlebt; bot man den Teilnehmern an, sich selbst einen schmerzhaften elektrischen Schock in dieser Zeit zu verabreichen, ergriffen manche der Personen diese Gelegenheit. Viele Menschen halten Ruhe und Nichtstun nicht aus. Eine innere Unruhe bemächtigt sie und treibt sie voran. Dann wird es schwierig, sich auf sich und andere zeitlich einzulassen, sich Zeit zu nehmen. Deshalb ist eine Einübung von Achtsamkeit im Klinikalltag von funktionalem Nutzen, für die Betreuenden wie für die Patienten.

Schwerstkranke, onkologische und Palliativpatienten brauchen Zeit. Geben wir ihnen die Zeit, die sie brauchen. Bleiben wir dabei gelassen, bleibt etwas erhalten: die gegebene, gemeinsame Zeit der Anwesenheit.

Danksagung

Die empirische Arbeit dieses Beitrags wurde durch die zweijährige Projektförderung der Else-Kröner-Fresenius-Stiftung unter dem Titel »Zeitwahrnehmung in subjektiver Todesnähe. Eine medizinpsychologische Untersuchung der Zeitwahrnehmung bei Patienten der internistischen Onkologie« (VW 00-01) ermöglicht; Projektleitung: Tanja Vollmer und Marc Wittmann. Wir bedanken uns bei Claudia Schweiger, Nicole Stark, Susanne Neumann, Monika Buchmann, Susanne Hörz, Stefan Bauer sowie zuletzt Rahel Nicolet für die Mitarbeit in diesem Projekt.

Literatur

Banzhaf H, Schmidt S (2015) Meditieren heilt: Vorbeugen und gesund werden durch Achtsamkeit. Freiburg: Kreuz Verlag.
Bausewein C, Roller S, Voltz R (2007) Leitfaden Palliativmedizin/Palliative Care. Elsevier, Urban & Fischer.

Becker G, Kempf DE, Xander CJ et al. (2010) Four minutes for a patient, twenty seconds for a relative – an observational study at a university hospital. BMC Health Services Research 10 (94).

Blewett AE (1992) Abnormal subjective time experience in depression. The British Journal of Psychiatry, 161(2), 195–200.

Borasio GD (2012) Über das Sterben. Was wir wissen, was wir tun können, wie wir uns darauf einstellen. 8. Auflage. München: Beck.

Brintzenhofe-Szoc KM, Levin TT, Li Y et al. (2009) Mixed anxiety/depression symptoms in a large cancer cohort: prevalence by cancer type. Psychosomatics, 50(4), 383–391.

Bschor T, Ising M, Bauer M et al. (2004) Time experience and time judgment in major depression, mania and healthy subjects. A controlled study of 93 subjects. Acta Psychiatrica Scandinavica, 109(3), 222–229.

Carstensen LL (2006) The influence of a sense of time on human development. Science, 312, 1913–1915.

Darley JM, Batson CD (1973) »From Jerusalem to Jericho«: A study of situational and dispositional variables in helping behavior. Journal of Personality and Social Psychology, 27(1), 100–108.

Fang F, Fall K, Mittleman MA et al. (2012) Suicide and Cardiovascular Death after a Cancer Diagnosis. N Engl J Med 2012; 366:1310–1318.

Gawande A (2009) The Cost Conundrum. The New Yorker. (http://www.newyorker.com/reporting/2009/06/01/090601fa_fact_gawande, Zugriff am 15.01.2020).

Gruber U, Vollmer T, Hiddemann W (2000) Gynäkologe 33: 718–725.

Kabat-Zinn J (2001) Gesund durch Meditation. München: O. W. Barth.

Kruse J (2014) Qualitative Interviewforschung. Ein integrativer Ansatz. Weinheim/Basel: Beltz Juventa.

Kübler-Ross E (1992; orig. 1969) Interviews mit Sterbenden. Reinbeck: Rowohlt.

Kulbe A (2010) Sterbebegleitung. Hilfen zur Pflege Sterbender. 2. Aufl. München: Elsevier, Urban & Fischer.

Mehnert A, Brähler E, Faller H et al. (2014) Four-week prevalence of mental disorders in patients with cancer across major tumor entities. J Clin Oncol 32(31):3540–3546.

Remmel A (1996) Erleben, Kommunikation und Beziehung. Psychoonkologische Betreuung Erwachsener. In: Tumorzentrum München (Hrsg.) Empfehlungen zur Diagnostik, Therapie und Nachsorge – Leukämien und Myelodysplastische Syndrome. München: Schriftenreihe des Tumorzentrums München. 226–230.

Saake I (2008) Moderne Todessemantiken. In: Saake, I., Vogel W. (Hrsg.). Moderne Mythen der Medizin. Wiesbaden: VS Verlag für Sozialwissenschaften.

Schmidt S (2014) Opening up meditation for science: the development of a meditation classification system. In: S. Schmidt & H. Walach (Hrsg.), Meditation – Neuroscientific Approaches and Philosophical Implications (S. 137–152). New York: Springer.

Schötz E, Otten S, Wittmann M et al. (2016) Time perception, mindfulness and attentional capacities in transcendental meditators and matched controls. Personality and Individual Differences, 93, 16–21.

Skarstein J, Aass N, Fosså SD et al. (2000) Anxiety and depression in cancer patients: relation between the Hospital Anxiety and Depression Scale and the European Organization for Research and Treatment of Cancer Core Quality of Life Questionnaire. Journal of Psychosomatic Research, 49(1), 27–34.

Van Laarhoven HW, Schilderman J, Verhagen CA et al. (2011) Time perception of cancer patients without evidence of disease and advanced cancer patients in a palliative, end-of-life-care setting. Cancer Nursing, 34(6), 453–463.

Vollmer TC (2004) Himmel, Arsch und Wolkenbruch. Mit Krebskranken auf der Suche nach dem Reim auf ihr Schicksal. München: Utz Verlag.

Vollmer TC, Koppen G (2010) Die Erkrankung des Raumes: Raumwahrnehmung im Zustand körperlicher Versehrtheit und deren Bedeutung für die Architektur. München: Utz Verlag.

Vollmer TC, Wittmann M, Schweiger C et al. (2011) Preoccupation with death as predictor of psychological distress in patients with haematologic malignancies. European Journal of Cancer Care, 20(3), 403–411.

Wilson TD, Reinhard DA, Westgate EC et al. (2014) Just think: The challenges of the disengaged mind. Science, 345(6192), 75–77.

Wittmann M (2009) The inner experience of time. Philosophical Transactions of the Royal Society B 364, 1955–1967.

Wittmann M (2015) Wenn die Zeit stehen bleibt: Kleine Psychologie der Grenzerfahrungen München: Beck, C.H.

Wittmann M, Otten S, Schötz E et al. (2015) Subjective expansion of extended time-spans in experienced meditators. Frontiers in Psychology, 5, 1586.

Wittmann M, Paulus MP (2016) How the experience of time shapes decision-making. In: M. Reuter, C. Montag (eds.), Neuroeconomics (pp. 133–144). Heidelberg: Springer Berlin.

Wittmann M, Rudolph T, Linares Gutierrez D et al. (2015) Time perspective and emotion regulation as predictors of age-related subjective passage of time. International Journal of Environmental Research and Public Health, 12(12), 16027–16042.

Wittmann M, Schmidt S (2014) Mindfulness meditation and the experience of time. In: S. Schmidt, & H. Walach (Hrsg.), Meditation – Neuroscientific Approaches and Philosophical Implications (S. 199–210). New York: Springer.

Wittmann M, Vollmer T, Schweiger C et al. (2006) The relation between the experience of time and psychological distress in patients with hematological malignancies. Palliative & supportive care, 4(04), 357–363.

Zakay D, Block RA (1997) Temporal cognition. Current Directions in Psychological Science, 6(1), 12–16.

B 4

Zeitkonzepte und Zeiterleben im Kontext von Palliative Care

Hermann Ewald

B 4.1 Einleitung

In den letzten Lebenswochen oder -monaten – dann, wenn die betroffenen Menschen ihre Kraft verlieren und in fast allen Dingen des täglichen Lebens von anderen abhängig werden – in diesen Wochen wird der Rhythmus von der Körperzeit diktiert. Der kranke Körper gibt rigoros vor, was nötig ist und wann dazu der richtige Zeitpunkt ist und er richtet sich dabei ausschließlich nach sich selbst.

Zugehörige geraten dann oft in ein immer stärker werdendes Zeitdilemma, das sie in ihrem Inneren zu zerreißen droht. Sie sind, ebenso wie die Patienten selbst, abhängig von deren Körperzeit. Sie sind aber gleichzeitig auch abhängig von der Weltzeit – Öffnungszeiten von Geschäften und Behörden oder Sprechzeiten von Ärzten, alle ausschließlich an der Weltzeit orientiert.

In diesem gegensinnigen Druck – »Ich muss bei Dir bleiben, um Dich im richtigen Moment unterstützen zu können.« vs. »Ich muss während der Öffnungszeiten zur Behörde, um z. B. finanzielle Hilfen zu beantragen.« – gibt es keine guten Lösungen. Das führt dazu, dass Zugehörige häufig ihre Eigenzeit, ihren persönlichen Rhythmus, ihre eigenen Zeitbedürfnisse oder gar ihre Schlafzeit ignorieren, da sie ihnen als die einzigen Zeitstellschrauben erscheinen, die sie selbst beeinflussen können. Ohne es zu merken, werden sie dadurch immer stärker belastet, bis sie im schlimmsten Fall kollabieren. Eine Berufstätigkeit oder zu versorgende Kinder verschärfen dieses Dilemma noch weiter.

Schon diese kurze Beschreibung zeigt, dass das Zeiterleben im Kontext von Palliative Care und Hospizarbeit eine große Zahl verschiedener Aspekte und Blickwinkel beinhaltet, sodass es für eine Beschreibung hilfreich ist, eine ordnende Struktur zugrunde zu legen.

In der Vorbereitung dieses Kapitels wurde deshalb eine Matrix erstellt, die zwischen Zeiterleben und Zeitkonzepten unterscheidet, die gleichzeitig differenziert zwischen Gesunden, Betroffenen, Zugehörigen und Helfern und die deren unterschiedliches Zeiterleben in die jeweilige Lebens- und Krankheitssituation einordnet, wobei der Schwerpunkt dieses Kapitels auf den Zeitkonzepten und dem Zeiterleben der Betroffenen liegt.

Für die persönliche Einordnung der Inhalte ist es wichtig zu berücksichtigen, dass sich die Aussagen ausschließlich auf Menschen im kulturellen Umfeld der westlichen Welt beziehen.

In anderen Kulturkreisen unterscheidet sich das Zeitempfinden, die Einordnung von Zeit und der Umgang mit Zeit davon ganz wesentlich (Levine 2011), sodass dort bei gleichen Untersuchungen möglicherweise ganz andere Ergebnisse erwartet werden können.

B 4.2 Zeitkonzepte und Zeiterleben gesunder Menschen

> »Nichts ist sicherer als die Tatsache, dass wir sterben werden, aber nicht zu wissen wann, befreit von der Last des Todes und gibt die Freiheit für unsere Vorstellung einer Zukunft.« (Knud Ejler Løgstrup 1987)

B 4.2.1 Zeitkonzepte

Bei gesunden Menschen ohne schwerstkranke oder sterbende Zugehörige ist das Zeitkonzept, wie Heidegger beschreibt, in die Zukunft gerichtet (Heidegger 2004, 2006). Zu leben wird in der Regel nicht hinterfragt, sondern als Selbstverständlichkeit vorausgesetzt und nicht als etwas Besonderes empfunden.

Demzufolge sind die Zeitkonzepte langfristig. Oft gibt es große Lebenspläne, die sich über viele Jahrzehnte spannen, und weitere, langfristige Pläne, die über viele Jahre oder ein- bis zwei Jahrzehnte reichen.

In unserem Alltag erleben wir, wie eigentlich wichtige Wünsche oder Bedürfnisse in dieser scheinbar stabilen Situation oft auf später verschoben werden und wie das in der Regel als unproblematisch eingeschätzt wird. Typische Sätze sind: »Das machen wir, wenn die Kinder aus dem Haus sind.« oder »Dazu haben wir Zeit, wenn wir berentet sind.«

Die sichere Begrenztheit des Lebens wird zwar intellektuell gewusst, aber emotional nicht erlebt, da es keinen aktuellen Anhalt für diese definitive Begrenztheit gibt. Sie kann daher über lange Zeit ignoriert bzw. nach hinten, in eine ferne und nicht genau definierte Zukunft verschoben werden.

Das beschriebene Zeitkonzept gesunder Menschen kann allerdings durch die äußeren Rahmenbedingungen relativ leicht verändert werden. So führt z.B. das Gefühl sozialer Isolation dazu, dass sich diese Menschen stärker gegenwartsorientiert verhalten und weniger geduldig im Erwarten langfristiger Erfolge sind (Wittmann 2012, S. 154).

B 4.2.2 Zeiterleben

Das Zeiterleben gesunder Menschen entspricht in alltäglichen Situationen in der Regel gut dem objektiven gemessenen Zeitablauf, kann sich aber in besonderen Situationen in beide Richtungen verändern.

In angstbesetzten Stresssituationen verändert sich die Wahrnehmung von Dauer, sodass das Vergehen der Zeit als langsam eingeschätzt wird. Das gleiche gilt für Situationen intensiver Entspannung.

Erklären lässt sich dieser scheinbare Widerspruch damit, dass in beiden Situationen eine intensivere Wahrnehmung von Körpervorgängen stattfindet und dass diese Körperpräsenz für das Entstehen des Bewusstseins von Zeit eine wichtige Rolle spielt.

Auch beim Zeiterleben führt das Gefühl der sozialen Isolation zu einer Veränderung der Wahrnehmung, sodass die Zeit dann als gedehnt erlebt wird. Um diesen Effekt auszulösen, genügt schon das normale Auf und Ab des täglichen Lebens (Wittmann 2012, S. 154–155).

Das umgekehrte Phänomen – das Empfinden, dass die Zeit viel schneller vergeht als normal – entsteht bei begeisterter, intensivster Konzentration auf eine Aufgabe. Hier wird die vergangene Zeit als deutlich kürzer eingeschätzt als es der objektiven Zeitmessung entspricht, was sich dadurch erklären lässt, dass dann die Körperwahrnehmung als Basis des Zeitbewusstseins für eine Weile in den Hintergrund gerückt war.

B 4.3 Zeitkonzepte und Zeiterleben kranker Menschen

B 4.3.1 Zeitkonzepte

In unserer täglichen Arbeit im Bereich von Palliative Care erleben wir immer wieder die Veränderung, die das Begreifen der absehbaren eigenen Endlichkeit für die betroffenen Menschen mit sich bringt.

Schon die potenziell lebensverkürzende Diagnose verändert das Lebenskonzept. Das Leben wird in die Zeit vor und nach der Diagnose geteilt und die subjektiven Wertigkeiten werden für die Zeit nach der Diagnose neu festgelegt (Rasmussen 2007).

Die Nachricht von der definitiven Unheilbarkeit der Erkrankung und dem absehbaren Lebensende verschärft diesen Umbruch im Lebenskonzept noch weiter. Die Zukunft wird ungewiss und den betroffenen Menschen wird die Bedeutung des Lebens im Hier und Jetzt noch bewusster – die Zeit wird knapp. Es ist wie das Eintreten in eine Welt ohne Zukunft und die Verletzlichkeit der betroffenen Menschen nimmt zu (Ellingsen 2013).

Bezogen auf ihre Vision von der Zukunft lassen sich grundsätzlich drei Blickwinkel betroffener Menschen unterscheiden: Menschen, die keine Zukunft, sondern nur den kommenden Tod sehen, Menschen, die davon ausgehen, dass es nach dem Tod in irgendeiner Weise weiter gehen wird, und Menschen, die sich ganz auf die Gegenwart konzentrieren, die vor allem das Gefühl von Sicherheit suchen, die sich damit dann aber auch frei und offen für Freude fühlen können (Giuliani 2015).

Ein Teil der Betroffenen versucht, ihre schwer aushaltbare Zukunftsperspektive möglichst lange zu ignorieren, indem sie sich bemühen, einfach gar nicht über die Zukunft nachzudenken. Andere verzichten darauf, Pläne zu machen, die weiter in die Zukunft reichen, und konzentrieren sich mehr auf den aktuellen Tag und wieder andere sorgen sich um die Zukunft und befürchten, eine Last für ihre Lieben zu werden. Sie hoffen dann darauf, dass diese letzte Phase der Erkrankung möglichst kurz sein wird (Haug 2015).

In einer großen Metasynthese, einer Zusammenfassung von qualitativen Studien, mit insgesamt über 300 terminal kranken Krebspatienten haben Carla Willing und Luisa Wirth festgestellt, dass fast alle wichtigen Themen dieser Patienten wie Diagnosetrauma, Schwellenzeit am Lebensende oder am Leben festhalten eine direkte Verbindung zum Zeitkonzept oder zum Zeiterleben hatten.

Bezogen auf die Lebenskonzepte bestätigen die Ergebnisse dieser Arbeit die Veränderung, die sich durch das Trauma der fatalen Diagnose ergibt: Die Vergangenheit vor der Krebserkrankung wird als Zeit betrachtet, in der sich die betroffenen Menschen selbst noch anders empfunden haben, nämlich als Menschen, die sich – wie die meisten anderen – vor allem Gedanken um die alltäglichen Kleinigkeiten gemacht hatten. In der Zeit nach der Diagnose ist es ihnen dagegen vor allem wichtig, einen Weg zu finden, der es möglich macht, dem Leben weiterhin eine Bedeutung beizumessen (Willing und Wirth 2017).

Durch kleine Ziele in der nahen oder überschaubaren Zukunft kann trotz der prinzipiellen Ungewissheit das Gefühl einer gewissen Sicherheit entstehen, sofern sich diese Ziele auf etwas persönlich Bedeutsames beziehen und auch erreichbar sind, z. B. den Ausbildungsabschluss eines Enkelkinds zu erleben oder den Besuch eines nahen Menschen, der sehr weit entfernt lebt (Karlsson 2014). Solche Ziele teilen die verbliebene Lebenszeit in überschaubare und erreichbare Abschnitte und machen dadurch ein Zukunftsdenken möglich.

Der letzlich unvermeidbare Blick auf die Endlichkeit des eigenen Lebens und die andauernde Auseinandersetzung damit, in eine ungewisse Zukunft sehen zu müssen und gleichzeitig in einer definierten Gegenwart zu leben, kann im Rahmen der von Heidegger so benannten »ultimativen Selbsterfahrung« (Heidegger 2004, 2006) aber auch eine tiefgreifende Weiterentwicklung und Reifung der Persönlichkeit der betroffenen Menschen bewirken, was von ihnen auch selbst so wahrgenommen wird (Karlsson 2014).

Je dichter die betroffenen Menschen dem Lebensende sind, desto mehr kollabiert der Sinn für Zeit und verschiebt sich zu einem Priorisieren der Nutzung von Zeit: die verfügbare Zeit wird dann ausschließlich für Dinge eingesetzt, die für die Betroffenen einen wirklichen Wert haben (Giuliani 2015).

B 4.3.2 Zeiterleben in einer Übergangszeit

Bezogen auf die Zeitwahrnehmung wird die Zeit nach der Diagnose und vor dem Tod als Schwellenzeit oder Übergangszeit beschrieben, in der die Zeitwahrnehmung doppelsinnig ist: Zeit kann einerseits elementar, wertvoll, ganz besonders und in keiner Weise selbstverständlich sein, nämlich dann, wenn sie sich auf die Gegenwart und die sehr nahe Zukunft bezieht. Andererseits kann sie als bedeutungslos und egal empfunden werden, wenn sie auf eine ferne Zukunft bezogen wird (Willing und Wirth 2017).

Leben zu können im Wissen und in der Vorbereitung auf das nahe Sterben ist für die betroffenen Menschen kein passiver, linearer Prozess entsprechend einem Erleben oder Erleiden aneinandergereihter, neuer Erfahrungen, sondern eher ein aktives Hin- und Herbewegen zwischen den im Endstadium einer Krebserkrankung erlebbaren Erfahrungsräumen, auf der Suche danach, das Leben im Angesicht des Todes aushaltbar zu machen (Willing und Wirth 2017).

Die Betroffenen leben während dieser Übergangszeit, die eine Art Zwischenwelt zwischen der Welt der Lebenden und der »Welt«

der Toten darstellt, in einem Erfahrungsbereich, der getrennt ist von dem der Gesunden, und der sie dadurch aus der Welt des normalen Alltags ausschließt. Daraus kann einerseits eine Orientierungslosigkeit entstehen, andererseits können aber auch positive, neue Erfahrungen möglich werden, wie das intensive Genießen des Moments oder das Befreitsein von den alltäglichen Sorgen um die fernere Zukunft. Zukunft hat in dieser Übergangszeit für die Betroffenen eine andere als die übliche Bedeutung, denn ihre Zukunftsvisionen beziehen sich auf die sehr nahe Zukunft. Je nach individueller Situation auf die Zukunft der nächsten wenigen Wochen, der nächsten Tage oder auf die Zukunft der nächsten wenigen Stunden.

Parallel dazu ändert sich das Zeiterleben kranker Menschen in den letzten Lebensmonaten und ganz besonders in den letzten Lebenswochen dahingehend, dass eine zunehmende Abhängigkeit vom Rhythmus des eigenen Körpers entsteht.

Das Zeiterleben der betroffenen Menschen wechselt von einer bis dahin uhrzeitgetakteten, selbstbestimmten Zeit zu einer nun körperzeitgetakteten, abhängigen und damit fremdbestimmten Zeit, einem Zeitrhythmus, der vom Rhythmus des Körpers vorgegeben wird. Schlafen ist nötig, wenn Müdigkeit gespürt wird, Aufstehen ist möglich, wenn die Kraft dazu verfügbar ist, Gespräche können geführt werden, wenn die Konzentration dazu reicht (Ellingsen 2013).

Diese Abhängigkeit von den jeweils aktuellen körperlichen Bedürfnissen und Möglichkeiten beschreibt den Übergang von einer bisher vorhersehbaren, sicheren und planbaren Zeit zu einer nun unvorhersehbaren, unsicheren und ungewissen Zeit (Ellingsen 2013).

Für die betroffenen Menschen ist es wichtig, dass die Helfer Rahmenbedingungen haben, innerhalb derer sie sich diesem körperbestimmten Rhythmus anpassen können und das auch tun. Nur dann kann mit unaufschiebbaren körperlichen Bedürfnissen wie einem nicht haltbaren Drang, zur Toilette zu müssen oder starken Beschwerden wie einem plötzlich einsetzenden, vernichtenden Atemnotgefühl angemessen umgegangen und damit die Würde der betroffenen Menschen erhalten werden. Nur wenn diese Zeitressourcen der Helfer passen, können die kranken Menschen ihre eigenen, verbliebenen Möglichkeiten noch nutzen (Dalgaard 2008).

Wenn eine den Bedürfnissen der Kranken angepasste Pflege nicht möglich ist, wird ein großer Teil der Zeit – Tag und Nacht – als nutzlos verbrachte Wartezeit empfunden. Warten verstärkt das Leid der betroffenen Menschen u. a. dadurch, dass der Verlust an Kontrolle ganz besonders deutlich wird, was zusätzlich auch noch das Gefühl der Ungewissheit und Angst steigert (Giuliani 2015).

Wenn ein erdrückender, überwältigender Schmerz empfunden wird, wird das Leben selbst – die Lebenszeit – nur als Schmerz empfunden. Wenn dieser Schmerz gelindert werden kann, wird dadurch Leben – also gute Lebenszeit – zurückgegeben (Ellingsen 2014).

Mit dem fortschreitenden Verlust eigener Fähigkeiten und der zunehmenden Ungewissheit bezogen auf mögliche Ereignisse im weiteren Verlauf der Erkrankung, gewinnt der Ort als dritter Teil der für alle Erfahrungen nötigen Beziehung zwischen Körper, Zeit und Ort für die Patienten eine immer höhere Bedeutung. Der Ort mit seinem dazugehörigen Umfeld stellt in dieser Konstellation den einzig stabilen Part dar und kann dadurch eine Art von Hülle schaffen, die den betroffenen Menschen mit ihren körperlichen und zeitlichen Unwägbarkeiten ein gewisses Maß an Sicherheit – zumindest der Betreuung – bieten kann (Ellingsen 2014).

Menschen in der letzten Lebensphase können die verbliebene Lebenszeit gleichzeitig als zu kurz und zu lang empfinden, je nachdem unter welchem Aspekt sie diese gerade betrachten. Zu kurz wird die Zeit in Bezug auf die durch die Erkrankung limitierte Lebenszeit empfunden, zu lang mit Blick auf die Dauer der befürchteten Leidenszeit ganz am Lebensende. Dabei wird der Begriff »zu lang« nicht nur auf die absolute Dauer der Zeit bezogen, sondern auch auf die empfundene Geschwindigkeit, mit der die Zeit vergeht, im Sinn von »die Zeit vergeht zu langsam«. Das »zu lang« in

Bezug auf die Zeitdauer schätzen Betroffene meist auch für ihre Zugehörigen so ein (Pestinger 2015).

B 4.4 Zeitkonzepte und Zeiterleben emotional naher und pflegender Zugehöriger

Die Zeitkonzepte pflegender Zugehöriger und deren Zeiterleben sind bisher nicht näher untersucht, sodass in diesem Kapitel nur indirekte Schlussfolgerungen oder persönliche Erfahrungen dargestellt werden können.

In einer kleineren Verlaufsstudie konnte Eva Grunfeld zeigen, dass gut ein Drittel der pflegenden Zugehörigen von Brustkrebspatientinnen zu Beginn der palliativen Phase der Erkrankung signifikant mehr Angst haben als die Patientinnen selbst, und dass dieser Unterschied mit Beginn der terminalen Phase sogar noch größer wird. Zusätzlich steigt die Wahrscheinlichkeit für depressive Episoden der pflegenden Zugehörigen im Verlauf der Betreuung (Grunfeld 2004).

Unabhängig davon konnte C. Pitceathlya im Rahmen einer Übersichtsarbeit von 2003 zeigen, dass pflegende Zugehörige Maßnahmen zu ihrer eigenen Unterstützung oft nicht wahrnehmen und dass sie – wenn sie diese doch wahrnehmen – bezogen auf ihre psychische Stabilität nur begrenzt davon profitieren (Pitceathlya 2003).

Obwohl die Zeitwahrnehmung pflegender Zugehöriger selbst bisher nicht genauer erforscht wurde, lässt sich aus diesen Beschreibungen der dauerhaften Stresssituation, in der sie stehen, und den bekannten Daten zur Veränderung der Zeitwahrnehmung in sozialen Stresssituationen (Wittmann 2012, S. 154) schließen, dass sich die Zeitwahrnehmung pflegender Zugehöriger zumindest in der Terminalphase der von ihnen betreuten Menschen verändert und sie diese Zeit als deutlich länger empfinden, als es einer objektiven Zeitmessung entsprechen würde.

Diese Veränderung der Zeitwahrnehmung pflegender Zugehöriger deckt sich auch mit den Erfahrungen, die wir als hauptamtlich Tätige im Kontakt mit den pflegenden Zugehörigen im Rahmen unserer täglichen Arbeit machen.

In einer älteren Studie beschreibt Margot Kurtz, dass die Reaktionen pflegender Zugehöriger auf die Belastung durch die zu leistende Pflege positiv beeinflusst wurden, wenn diese selbst ihr Zurechtkommen optimistischer einschätzten. Dieser Optimismus der Zugehörigen schien ein persönlicher Faktor zu sein, der weitgehend unabhängig von Patientenfaktoren wie belastenden Symptomen, dem Grad der Immobilität oder dem Grad ihrer Depression war (Kurtz 1995).

Intuitiv wird dieser Aspekt in der Palliativmedizin dadurch genutzt, dass den Zugehörigen neue Wege aufgezeigt werden und Sicherheit vermittelt wird. In der täglichen Praxis sehen wir als Behandler dadurch immer wieder eine deutlich optimistischere Einschätzung der Machbarkeit von häuslichen Pflegeaufgaben durch die pflegenden Zugehörigen als zuvor. Bezogen auf deren Zeitwahrnehmung könnte die erwartete Stressreduktion möglicherweise eine Normalisierung der vorher empfundenen Zeitverlangsamung erreichen. Die Terminalphase der Patienten könnte von den Zugehörigen dadurch vielleicht als weniger lang empfunden und so leichter mitgetragen werden. Allerdings liegen zu dieser Interpretation bisher keine wissenschaftlichen Daten vor.

B 4.5 Zeitkonzepte und Zeiterleben professioneller Behandler und Unterstützer

B 4.5.1 Zeitkonzepte

Professionelle Behandler und Unterstützer wie Pflegende, Ärzte, Therapeuten oder Seelsorger, sind ebenso wie Ehrenamtliche überwiegend »Gesunde«.

Durch den engen Kontakt mit Sterbenden und das immer wieder neue Erleben der definitiven Endlichkeit des menschlichen Lebens ist ihnen ihre eigene Endlichkeit aber häufig bewusster als unbeteiligten Gesunden.

Nach den Erfahrungen des Autors, die in vielen Gesprächen mit in Palliative Care aktiven Behandlern unterschiedlicher Professionen gewonnen wurden, denken diese eher über ihre Zeitkonzepte nach und verändern sie teilweise dahingehend, dass sie versuchen, ihre Wünsche, Pläne und Bedürfnisse nicht in eine ferne, unbestimmte Zukunft zu verschieben, sondern soweit möglich in einer nahen und mit höherer Wahrscheinlichkeit planbaren Zukunft konkret umzusetzen.

Parallel bleibt natürlich auch eine langfristige Lebensplanung bestehen. Im täglichen Erleben von Menschen, die in diesem Bereich arbeiten, entsteht aber der Eindruck, dass diese Lebensplanung flexibler ist und leichter an Veränderungen angepasst werden kann.

B 4.5.2 Zeiterleben am Beispiel Pflegender

Mit der getakteten, uhrzeitbezogenen Zeitstruktur ihres Arbeitsrahmens erleben Pflegende die ihnen auferlegten Zeitvorgaben häufig als zu knapp kalkuliert und fühlen sich dann unter starken Zeitdruck gesetzt, denn um adäquat behandeln und begleiten zu können, brauchen sie einen Zeitrahmen, der ihnen die Möglichkeit gibt, flexibel agieren zu können.

Dieser äußere Zeitdruck führt zu einschneidenden Veränderungen in der Wahrnehmung und im Verhalten der Pflegenden, die Karen Dalgaard und Charlotte Delmar folgendermaßen beschrieben haben:

Die täglichen Aufgaben werden dann streng strukturiert und uhrzeitgetaktet abgearbeitet. Es entwickelt sich ein Zustand verminderter Aufmerksamkeit und selektiver Wahrnehmung, der zeitintensive Aufgaben unbemerkt übersehen lässt, und die Pflegenden tendieren dazu, die Bedürfnisse der Patienten nicht mehr wahrzunehmen oder ungewollt zu übersehen. Die Möglichkeit der Reflexion im Team ist wesentlich reduziert oder ganz genommen und der Grad der Selbstreflexion ist eingeschränkt, sodass die professionelle Entwicklung des Teams stagniert oder zumindest stark behindert wird (Dalgaard und Delmar 2008).

Im Gegensatz dazu sind Pflegende bei ausreichend verfügbarer Zeit im Umgang mit den Patienten flexibel und passen sich deren Rhythmus an – schwingen in deren Zeit mit – was mit Blick auf die Abhängigkeit der Patienten von ihrer Körperzeit besonders wichtig ist. Die täglichen Aufgaben werden nicht strukturiert, sondern entsprechend dem individuellen Bedarf der Patienten ausgeführt und auch in der Art der Durchführung an deren jeweilige Bedürfnisse angepasst. Die Pflegenden entwickeln eine bewusste, sensible Aufmerksamkeit gegenüber den Bedürfnissen der Patienten und versuchen, diese bestmöglich zu verstehen, um jeweils passend unterstützen zu können. Zusätzlich wird auch die professionelle Entwicklung der Teams durch die verbesserte Reflexionsfähigkeit stimuliert (Dalgaard und Delmar 2008).

Diese Daten werden durch die Arbeiten von Sidsel Ellingsen gestützt, die die Spannungen zwischen dem Zeitempfinden der Patienten und den Zeitregimevorgaben der behandelnden Institutionen beschreibt (Ellingsen 2015).

Genügend Zeit zu haben ist für Pflegende auch wichtig, um den in der Palliativmedizin häufigen Übergang von kausalen Behandlungsansätzen mit dem Ziel der Lebensverlängerung zu rein symptomatischen Behandlungsansätzen mit dem Ziel der Symptomlinderung und Lebensqualitätsverbesserung angemessen begleiten zu können. Für Patienten und Zugehörige nehmen sie in diesem schwierigen und belastenden Prozess eine wichtige und besondere Rolle ein, denn ihre Strategie ist es, die Betroffenen und ihre Zugehörigen zunächst kennen zu lernen, in Beziehung zu gehen und sie dadurch sprachfähig zu machen. Zusätzlich passen sie sich an die individuellen Bedürfnisse der Betroffenen an, um so eine adäquate Unterstützung bieten zu können (Hilding 2018).

Diese Daten beschreiben am Beispiel Pflegender sehr eindrücklich die Notwendigkeit, genügend Zeit für die Betreuung schwerstkranker und sterbender Menschen und für die Begleitung ihrer Zugehörigen zur Verfügung zu stellen.

B 4.6 Würde stärken durch geschenkte Zeit

In ihrem Aufsatz »Dignity, protected by caring in care« beschreiben Sigrunn Drageset und Sidsel Ellingsen den Zusammenhang zwischen dem Fürsorgeanteil in der Pflege und dem Würdeempfinden der Kranken. Pflege ohne Fürsorge kann die Würde der betroffenen Menschen verletzen und dadurch deren Empfinden von Leid noch verstärken (Drageset und Ellingsen 2016).

Eine wesentliche Voraussetzung dafür, dass Pflegende Fürsorge in ihre tägliche Arbeit integrieren können, sind, wie im vorhergehenden Abschnitt beschrieben, angemessene Zeitressourcen. Vor allem dadurch wird es ihnen möglich, ihre Arbeit zu reflektieren, ein Bewusstsein für die individuellen Bedürfnisse der betroffenen Menschen in der Pflege zu entwickeln und für diese Bedürfnisse einzutreten sowie den ihnen anvertrauten Menschen feinfühlig zuzuhören und respektvoll mit ihnen umzugehen (Drageset und Ellingsen 2016).

Aus dem Blickwinkel der kranken Menschen kommt dazu ein anderer, wichtiger Aspekt: Durch den immer weiter fortschreitenden Verlust von eigenen Fertigkeiten und der dadurch immer größeren Abhängigkeit von der Hilfe anderer in den Dingen des täglichen Lebens entwickelt sich ein Gefühl von Nutzlosigkeit und Wertlosigkeit und das Gefühl, Last zu sein für andere. Dieses Empfinden verletzt die Würde der Betroffenen. Andere um Hilfe zu bitten, wird von den Patienten so empfunden, als würden sie deren Zeit stehlen.

In dieser Situation kann die Würde der kranken und auf Hilfe angewiesenen Menschen durch die Pflegenden gestärkt werden, indem sie, ohne dass zuvor geklingelt wurde, zu den Betroffenen hingehen, nach aktuellen Bedürfnissen fragen und vor allem ihrer feinfühligen Wahrnehmung entsprechend auch ungefragte Unterstützung in aktuell erkennbaren kleinen Dingen anbieten, die erleichtern oder entlasten können (Drageset und Ellingsen 2016, S. 54).

Sowohl als bedürftiger Mensch wahrgenommen zu werden als auch Zeit geschenkt zu bekommen, anstatt darum bitten zu müssen, lässt bei den Betroffenen ein Gefühl von Würde entstehen oder verstärkt ihr Würdegefühl und reduziert dadurch Leid.

Erbetene Zeit – selbst wenn die Zeit sehr gerne und völlig selbstverständlich zur Verfügung gestellt wird – kann diesen Effekt nicht erreichen.

B 4.7 Erfahrungen aus der praktischen Arbeit

In den bisherigen Abschnitten dieses Kapitels sind die Ergebnisse einer großen Zahl von Publikationen dargestellt, die sich mit den Zeitkonzepten und dem Zeiterleben von Menschen am Lebensende sowie ihren Behandlern und Begleitern beschäftigt haben.

Im folgenden Abschnitt ergänzt der Autor diese Darstellung mit den Erfahrungen, die er in seiner langjährigen Arbeit in diesem

Gebiet selbst gesammelt hat und bezieht sich dabei überwiegend auf die letzten Lebenswochen oder die allerletzten Lebenstage der Patienten.

Bezogen auf die betroffenen Menschen und auf ihre Zugehörigen ist in den verfügbaren Publikationen das individuelle Umfeld, die jeweilige persönliche Lebenssituation und der individuelle Verlauf der lebensverkürzenden Erkrankung nicht berücksichtigt. Als Behandler erleben wir allerdings eine teilweise deutliche Abhängigkeit des Zeiterlebens von der jeweiligen Situation.

So scheinen Menschen, deren Erkrankung sehr rasch verläuft, d. h. in nur einigen Monaten oder wenigen Wochen zum Tod führt, ihr persönliches Zeitkonzept gar nicht mehr umstellen zu können. Sie fühlen sich überfallen von der Krankheit, kümmern sich intensiv um Diagnostik und Therapie und scheinen die Signale des eigenen Körpers, die das nahe Lebensende anzeigen, kaum wahrzunehmen und erst recht nicht richtig deuten zu können. Oft erfassen sie ihre wirkliche Situation erst in den allerletzten Lebenswochen oder wenigen Lebenstagen richtig, empfinden die Zeit dann einfach nur als extrem kurz und haben tatsächlich manchmal nicht mehr genügend Zeit, um die ihnen wichtigen Dinge noch zu regeln.

Eine weitere, besondere Situation ergibt sich bei jungen Familien mit kleinen oder schulpflichtigen Kindern, in denen ein Elternteil an einer Erkrankung stirbt. Hier scheint die Zeit immer als »zu kurz« empfunden zu werden, auch wenn die Krankheitsphase sich über viele Jahre erstreckt.

Anders als im ersten Beispiel scheinen diese Menschen aber oft in der Lage zu sein, ihr Zeitkonzept zu ändern und haben häufig schon früh im Verlauf der Erkrankung ihre Werte und ihre Zeiteinteilung überdacht und den Fokus ganz auf die Kinder und die Familie gelegt.

Ein transzendentes Denken kann eine wichtige Rolle spielen, und manchmal wird sehr viel Energie in diese Arbeit gesteckt, um den Kindern langfristig schöne Erinnerungen mitzugeben oder – wenn sie noch zu jung dafür sind – zumindest etwas vorzubereiten, wodurch die Kinder auch später ein gewisses Bild von dem betroffenen Elternteil erhalten können und vor allem das Gefühl entwickeln, dass es tatsächlich eine liebende Mutter oder einen liebenden Vater gab, auch wenn sie oder er nicht mehr da ist und gar nicht erinnerbar erlebt wurde.

Bei sterbenden Menschen scheint die Zeitwahrnehmung von den Auswirkungen der Erkrankung selbst, von ihrer Lebensphilosophie und von ihrer Spiritualität beeinflusst zu sein und natürlich auch von der Art der applizierten Medikamente.

Die oft in dieser Phase eingesetzten Benzodiazepine – beruhigende, angstlösende Medikamente – können zu einer Erinnerungsstörung für die Wirkdauer des Medikaments führen (anterograde Amnesie). Manche Patienten haben dann aufgrund der Gedächtnislücken das Gefühl, dass die Zeit rasend schnell vergeht.

Bei starken Beschwerden, die nicht adäquat behandelt werden, wird die Zeit manchmal als sehr langsam vergehend beschrieben. Sidsel Ellingsen hat das so formuliert, dass das Leben dann nur als Schmerz empfunden wird und dass durch entsprechende Linderung wieder Leben – also nutzbare Lebenszeit – zurückgegeben werden kann (Ellingsen 2013).

Patienten, die mit dem Leben abgeschlossen haben und bei denen keine wichtigen Familienereignisse oder noch zu erledigende Dinge ausstehen, erleben die letzten Tage manchmal als eine Art Warten auf den Tod, und zu warten lässt die Zeit als lang empfinden.

Erwachsene mit sterbenden Angehörigen sind häufig im Rahmen einer hospizlichen oder palliativmedizinischen Begleitung gut über das absehbare Lebensende ihrer kranken Angehörigen informiert. In den regelmäßigen Gesprächen wird dieses Wissen von ihnen auch immer wieder gespiegelt. Trotzdem erleben wir als Behandler gelegentlich ihr Erschrecken und manchmal ihr großes Erstaunen, wenn der Tod dann tatsächlich eintritt. Auch wenn das bei weitem nicht jede Begleitung betrifft, so gibt es doch immer wieder Angehörige, bei denen das Zeitgefühl während dieser letzten Lebenstage quasi stehen geblieben scheint. Eine Gymnasiastin der Oberstufe, deren Lehrerin an einer der Klasse bekannten Krebserkrankung starb, hat diese Zeitwahrnehmung so beschrieben: »Natürlich wussten wir, dass sie sterben würde – aber doch nicht heute.«

Dieses Empfinden »Sterben ja, aber nicht heute« scheint auch in das Zeiterleben pflegender Zugehöriger einzufließen, vielleicht ganz besonders dann, wenn sie ihre vielen Aufgaben und ihre dadurch empfundene große Belastung im Blick haben. Insbesondere in der Terminalphase erleben wir bei ihnen häufig das Empfinden, dass diese Phase keine erkennbare Zeitbegrenzung hat – quasi »nie mehr aufhört«. Diese gefühlte Unendlichkeit der aktuellen Situation im Gespräch auf einen überschaubaren Zeitrahmen zu begrenzen, z. B. in Abschnitte von einer Woche zu gliedern, nach denen jeweils neu beurteilt wird, kann dann eine große Entlastung bieten.

Bezogen auf die Zeitkonzepte pflegender Zugehöriger erleben wir unterschiedliche und sehr verschiedene Konzepte, die einerseits durch die Situation der Patienten und andererseits auch stark durch die Beziehung der agierenden Personen zueinander geprägt zu sein scheinen.

Manche pflegende Zugehörige denken ihr persönliches Zeitkonzept nur bis zum Tod der Patienten. Sie konzentrieren sich ganz auf das Hier und Jetzt und blenden ihre eigene Zukunft ohne den geliebten Menschen komplett aus. Andere konzentrieren ihren Blick ganz überwiegend auf die eigene Zukunft ohne den kranken Menschen und scheinen die Terminal- und Sterbephase eher wie eine sich lang dahinziehende Wartezeit zu erleben.

Sätze von pflegenden Zugehörigen, die diese unterschiedlichen Zeitkonzepte mit dem resultierenden unterschiedlichen Zeiterleben beschreiben, sind z. B. »Was danach kommt, interessiert mich nicht, ich konzentriere mich jetzt ganz auf den Moment.« oder »Und wenn er nicht mehr lebt, dann gebe ich sofort den Umbau in Auftrag, das wollte ich ja schon immer gerne machen.«.

Als professionelle Behandler können wir meist die Erkrankungsphase definieren, in der sich ein Patient befindet, ohne deswegen genau sagen zu können, wie lange der betroffene Mensch noch leben wird.

Bezogen auf den letzten Abschnitt, auf die Sterbephase, scheint das Zeiterleben der Behandler aber unabhängig von der Kenntnis der Erkrankungsphase stark durch ihre persönliche Einschätzung geprägt zu werden, denn in Übergaben oder kollegialen Gesprächen wird immer wieder einmal Verwunderung über das »langsame oder lange Sterben« ausgedrückt, wenn diese Phase länger als zwei bis drei Tage dauert, oder gelegentlich auch einmal über den schnellen Tod, wenn die Sterbephase nur kurz angedauert hatte. Bei einer etwas längeren Sterbephase könnte die Zeitwahrnehmung der Behandler möglicherweise auch durch die Belastung des Mit-Aushalten-Müssens dieser Situation und den dadurch erlebten Stress beeinflusst werden.

Literatur

Ellingsen S, Roxberg Å, Kristoffersen K et al. (2013) Entering a world with no future. A phenomenological study describing the embodied experience of time when living with severe incurable disease. Scandinavian Journal of Caring Sciences 27(1): 165–174.

Ellingsen S, Roxberg Å, Kristoffersen K et al. (2014) Being in transit and in trasition. The Experience of time at the place, when living with severe incurable disease – a phenomenological study. Scandinavian Journal of Caring Science 28(3): 458–468.

Ellingsen S, Roxberg Å, Kristoffersen K et al. (2015) The pendulum time of life. The experience of time, when living with severe incurable disease – a phenomenological study. Medicine, Health Care and Philosophy, 18(2): 203–215.

Dalgaard KM, Delmar C (2008) The relevance of time in palliative care nursing practice. International Journal of Palliative Nursing 14(10): 472–476.

Drageset S, Ellingsen S (2016) Dignity, protected by caring in care. In: Tranvåg O, Synnes O, McSherry W: Stories of Dignity within Healthcare: Research, narratives and theories. Chapter 4. London: M&K Publishing.

Giuliani L, Piredda M, Ghilardi G et al. (2015) Patients' Perception of Time in Palliative Care – A Methasynthesis of Qualitative Studies. Journal of Hospice & Palliative Nursing, 17(5): 413–426.

Grunfeld E et al. (2004) Family caregiver burden: results of a longitudinal study of breast cancer patients and their principal caregivers. Canadian Medical Association Journal, 170(12): 1795–1801.

Haug SHK, Danbolt LJ, Kvigne K et al. (2015) How older people with incurable cancer experience daily living: A qualitative study from Norway. Palliative and Supportive Care 13: 1037–1048.

Heidegger M (2004) Der Begriff der Zeit. Friedrich-Wilhelm von Herrmann (Hrsg.). Vittorio Klostermann Verlag.

Heidegger M (2006) Sein und Zeit. 19. Auflage. Tübingen: Max Niemeyer Verlag.

Hilding U, Allvin R, Blomberg K (2018) Striving for a balance between leading and following the patient and family – nurses' strategies to facilitate the transition from life-prolonging care to palliative care: an interview study BMC Palliative Care 17:55.

Karlsson M, Friberg F, Wallengren C et al. (2014) Meanings of existential uncertainty and certainty for people diagnosed with cancer and receiving palliative care treatment: a life-world phenomenological study. BMC Palliative Care 13:28.

Kurtz ME, Kurtz JC, Given CW et al. (1995) Relationship of caregiver reactions and depression to cancer patient's symptoms, functional states and depression – A longitudinal review. Social Science & Medicine 40(6): 837–846.

Levine R (2011) Eine Landkarte der Zeit – Wie Kulturen mit Zeit umgehen. 16. Auflage. München: Piper Verlag.

Løgstrup KE (1987) Solidaritet og kærlighed og andre essays. 1. Auflage. Kopenhagen: Gyldendal.

Pestinger M, Stiel S, Elsner F et al. (2015) The desire to hasten death: Using Grounded Theory for a better understanding »When perception of time tends to be a slippery slope. Palliative Medicine 29(8): 711–719.

Pitceathlya C, Maguirea P (2003) The psychological impact of cancer on patient's partners and other key relatives: a review. European Journal of Cancer 39(11): 1517–1524.

Rasmussen DM, Elverdam B (2007) Cancer survivors' experiene of time: time disruption and time appropriation. Journal of Advanced Nursing 57:614–622.

Willing C, Wirth L (2017) A metasynthesis of studies of patients' experience of living with terminal cancer. Health Psychology 37(3): 228–237.

Wittmann M (2012) Gefühlte Zeit – Kleine Psychologie des Zeitempfindens. 1. Auflage. München: Verlag CH Beck.

B Was verändert unser Zeiterleben?

Weitere Literaturhinweise

Klein OG (2017) Zeit als Lebenskunst. 3. Auflage. Berlin: Verlag Klaus Wagenbach.
Klein S (2006) Zeit – Der Stoff, aus dem das Leben ist. Eine Gebrauchsanleitung. 1. Auflage. Frankfurt: S. Fischer Verlag.

B 5

Trauer-Zeit: Zeit der Trauer oder Zeit zum Trauern?

Ruthmarijke Smeding und Hermann Ewald

B 5.1 Die Zeit in den Griff bekommen

Zeit, so ist weltweit festgelegt worden, kann man vorgeben. Zwar halten sich nicht alle Völker an die Datums- und Zeitvorgaben, die wir kennen, dennoch kann man sie ineinander umrechnen. Einheitlich erlebt wird Zeit aber nicht: Menschen haben unterschiedliche Wahrnehmungen, die ihre Erfahrungen, auch der Zeit, bestimmen. Diese Wahrnehmungen sind u. a. gebunden an den Ort, an dem sie sich befinden: der Eine sitzt im Gefängnis, die Andere liegt im Krankenhaus, der Nächste fährt an entfernte Orte in den Urlaub, die Übernächste muss in ein Altenheim einziehen, weil der Partner gestorben ist, viele hetzen bei ihrer Arbeit gegen die Zeit. Sie alle machen unterschiedliche Zeiterfahrungen, die dennoch mit der chronologischen Zeit vereinbart werden können.

Historisch betrachtet fing das »Zähmen« der Zeit bereits sehr früh in der Kulturgeschichte der Menschheit an, indem wiederkehrende Ereignisse erst beobachtet und dann gezielt eingesetzt wurden. Die ursprünglich endlos dahinfließende Zeit wurde zyklisch[10] gemacht, indem man diese beobachteten Ereignisse bewusst erwartete und so der Zeit »Be-deutung« gegeben werden konnte. Dadurch entstanden zeitbezogene Rituale wie z. B. die Wintersonnenwende. Diese Theorie hat man u. a. auch von Stätten abgeleitet, an denen schon vor mehreren tausend Jahren die Wiederkehr des Sonnenlichts gefeiert wurde. In Irland fand man z. B. an Stätten wie Knowth, Dowth oder Newgrange vor tausenden von Jahren errichtete, astronomisch ausgerichtete Bauwerke, die u. a. dazu dienten, durch Lichteffekte, die bei einem bestimmten Sonnenstand auftraten, Zeitmarkierungen zu setzen.

Eine von astronomischen Ereignissen unabhängige Taktung der Zeit durch mechanische Uhren wurde im 14. Jahrhundert erstmals urkundlich erwähnt und erst 1675 wurde in England die Greenwich Mean Time (GMT) als allgemeine Orientierung für Seefahrende eingeführt. Die Menschen an Land behielten zunächst weiterhin ihre eigene Zeitorientierung, die an den Lauf der Sonne gebunden blieb. Turmuhren wurden dort als zeitliche Orientierungspunkte eingeführt, aber immer noch mit geographisch verschiedenen Uhrzeiten, die mit Hilfe von Sonnenuhren auf die jeweilige Ortszeit kalibriert wurden. Das änderte sich erst, als mit der Einführung des Zugverkehrs ein landesweiter Zeitabgleich erforderlich

---

10 Für eine neuere Einführung über dieses Phänomen siehe u. a. Heinz B (2012) Zyklische Zeit – Lineare Zeit: Kleine Geschichte divergierender Zeitordnungen, Grin Verlag.

wurde und erst 1972 wurde weltweit die heutige Coordinated Universal Time (UTC) eingeführt, die an die Zeittaktung von Atomuhren gebunden ist: Ein Schritt weg von der Natur zur menschen-bestimmten Zeiteinteilung. Ein Versuch, die Zeit in den Griff zu bekommen.

B 5.2 Das »Zerfließen« der Zeit bei Sterbenden

Menschen, die gemeinsam durch eine von Sterben, Tod und Trauer gekennzeichnete Periode gehen müssen, zeigen uns, dass die Zeit dann trotz Datumsgrenzen, Zeitzonen und Uhren nicht begreifbar ist. Eine norwegische Arbeitsgruppe (Ellingsen et al. 2015) beschreibt in einer phänomenologischen Studie, dass mit dem Wandel des schwerst erkrankten Körpers und dem »Nicht-Wissen« über Zeitpunkt und Form des Sterbens Veränderungen in der Zeiterfahrung der Patienten einhergehen, die durch die körperlichen Veränderungen quasi »erzwungen« werden. Das fortwährende Wiedererleben dieser Ungewissheit hat Auswirkungen auf das Zeitgefühl, mit Folgen auf psychischer, sozialer oder spiritueller Ebene z. B. bezüglich der Ordnung der eigenen Biografie, der wechselseitigen Beziehungen zwischen den Patienten und ihrem Umfeld oder ihren spirituellen Werten. In den von dieser norwegischen Gruppe geführten Interviews fand man, dass »Schutz« im Sinne von »Geborgenheit anbieten/spüren« oder »versorgt werden« zwar diese Ungewissheiten beeinflusst, dass die Zeitwahrnehmung, die subjektive, gelebte Zeiterfahrung sich dennoch von der Erfahrung einer chronologischen Zeit trennt. Sie sprechen von einem »Zerfließen« der Zeit.

B 5.3 Der Zwang, Zeitentakte und Rollen zu wechseln

Für die Zugehörigen ergibt sich durch dieses Zerfließen der Zeit der betroffenen Menschen ein Zwang, auf den sie selten vorbereitet sind: Sie werden in eine Art zeitliche Zweigleisigkeit gedrängt, in der sie einerseits in das Zerfließen der Zeit ihres erkrankten Angehörigen hineingezogen werden und in der andererseits ihr Leben außerhalb dieses Krankheitswegs weiterläuft. Die Krankheit diktiert, dass auch sie mit ständig neuen Verlusten leben müssen. Ein Hinnehmenmüssen, was nicht nur emotionale, sondern auch soziale, spirituelle und körperliche Reaktionen auslöst.

Wenn man den vier Grundsäulen von Palliative Care, der Behandlung und Begleitung körperlichen, psychischen, sozialen und spirituellen Leids, eine fünfte Säule des Lehren und Lernens zufügt, wird deutlich, dass der Weg durch eine lebensverkürzende Krankheit einen hohen Lernaufwand sowohl für die Patienten selbst als auch für die Zugehörigen bedeutet. Die Zugehörigen müssen lernen, wie sie mit diesem Stadium der Krankheit umgehen können, lernen, wie der andere darauf reagiert, und lernen, sich daran anzupassen. Sie müssen die Veränderungen, die sich durch diese Anpassung für sie selbst ergeben, außerdem in die Sozialgefüge integrieren, in denen sie weiterhin funktionieren sollen, oder sich daraus zurückziehen, was ein weiterer Verlust wäre. Die Zugehörigen müssen ebenfalls lernen, wie die Medikamente funktionieren, wenn die Patienten Zuhause versorgt werden, lernen, die vielen Nebenaufgaben, die sich aus der Krankheit ergeben, in ihren Alltag einzupassen, lernen, welche finanziellen Veränderungen die Krankheit mit sich bringt und darauf adäquat antworten. Sie müssen auch lernen, sich an oft völlig verwandelte Alltagsrhythmen anzupassen. Letzteres ist, insbesondere wenn kleinere Kinder im System sind, eine enorme Herausforderung, vor allem auch durch schnell wechselnde Aufenthaltsorte des Patienten

(Krankenhaus, Zuhause, Pflegeheim, stationäres Hospiz), was immer wieder ein Umorganisieren ihres Alltags verlangt.

Im Zusammensein der Zugehörigen mit dem Patienten ändert sich die Wahrnehmung der Zeit immer wieder, bis »der Tod sie trennt«. Das ist die eine Seite der Zeitwahrnehmung, die mit großen Veränderungen einhergeht.

Auf der anderen Seite müssen die Zugehörigen auch die Taktungen leben, die von Schule, sozialem Leben oder Arbeit diktiert werden. All diese Systeme üben ihren eigenen Druck aus und verlangen, dass sie sich benehmen, als wäre da keine Zeit der Krankheit. Private Agenden kommen immer wieder in Konflikt mit öffentlichen Kalendern und Uhren, die die Tage durchtakten, mit ihren Deadlines, Sitzungen und Planungen. Das subjektive Werten dieser Konflikte – diktiert von einem nie vorher erlebten Verlauf der nun terminalen Krankheitssituation einer geliebten Person – entwickelt hier eine ganz eigene Dynamik. Das Einklinken in die Taktungen des sozialen Lebens mag die Zugehörigen stabilisieren oder vorübergehend auf eine scheinbar sachliche Ebene ziehen, kann aber auch eine schwere Konfrontation, eine Nichtvereinbarkeit mit Langzeiteffekten darstellen. Ein Vater, der sein Kind an einer schweren Krankheit verloren hatte, schaute so zurück auf diese Zeit:

> »Ich lebte wie von Dunst umgeben. Musste mir immer wieder einen Ruck geben, um dann wieder in der Arbeitswelt zu sein, die Zuhause-Welt in mir wegschließen. Und abends – ich brauchte immer mehr Zeit, bevor ich wieder in die andere Welt, die meiner Familie mit unserem kranken Kind, einsteigen konnte. Und meine Frau? Sie wartete auf mich, verzweifelt, brauchte mich, wollte dass ich mich um die anderen Kinder kümmere. Dieses Umschalten, es zerriss mich total, ich dachte jeden Tag: heute drehe ich durch...«

Oft, so fand auch die Arbeitsgruppe um Ellingson (2015), fallen die Patienten aus der gemeinsamen Zeitwahrnehmung heraus, was zu diesen Erfahrungen des Zerfließens der Zeit führt. Die Zugehörigen müssen daher einen Weg finden, einerseits in diesem Zerfließen der Zeit mit ihrer geliebten Person zu sein, andererseits müssen sie sich in der anderen Welt, der Welt der chronologischen

Zeit, ebenfalls zurecht finden und organisieren. Die Zeit vor dem Tod ist für die Zugehörigen also von einer Dualität des Zeiterlebens gekennzeichnet, mit der sie lernen müssen umzugehen, obwohl sie diese oft nur schwer fassen oder verstehen können.

Mit der Bezeichnung »Stress« sind die resultierenden Effekte sicher zu wenig differenziert beschrieben, denn eine psychologische Interpretation als Stress leitet nicht automatisch zu den notwendigen unterstützenden Hilfestellungen, die sich komplex und mehrdimensional darstellen, mit Auswirkungen auf die soziale, psychische, körperliche und spirituelle Dimension, sowie auf die neue Dimension des Lehrens und Lernens.

B 5.4 Das Triptychon der Trauer

Im »Triptychon der Trauer« (Smeding 2012) sind drei unterschiedliche Trauerzeiten beschrieben, vergleichbar mit alten, dreiteiligen Altarbildern. Der linke und der rechte Flügel eines solchen Altarbilds sind im »normalen« Leben erst einmal zugefaltet und überdecken so das mittlere Altarbild.

Mit einer lebensverkürzenden Erkrankung falten sich die Flügel auf: Die Zeit vor dem Tod entspricht dann dem aufgefalteten linken Flügel (Zeit 1 des Triptychons), die Zeit nach dem Tod entspricht dem aufgefalteten rechten Flügel (Zeit 3). Das mittlere Bild steht in diesem Triptychon für den Tod selbst (Zeit 2). Es ist dieses mittlere Bild, was in die beiden Flügelbilder hineinreicht und damit unter anderem das Zerfließen der Zeit auslöst. Die Herausforderung für die Zugehörigen ist es, nach dem Tod diese drei Zeiten zu verknüpfen, um daraus für ihr »Weiterleben-ohne-die-geliebte-Person« einen neuen Weg, einschließlich einer oft sehr anderen Sinnfindung zu entwickeln.

In diesem Triptychon der Trauer wird die Zeit 1 von zwei unterschiedlichen, aber verbundenen Parteien durchschritten: Patienten und Zugehörigen. C. Saunders (2006) bezeichnete diese Gemeinschaft als »unit of care« (Versorge-System). Da die Zugehörigen teilweise mit den Patienten mitgehen können, erarbeiten sie sich eine Verstehensbasis dieser ganz wesentlich vom Zerfließen der Zeit mitgeprägten Erfahrungen. Diese Verstehensbasis stellt eine Art »Erfahrungssamen-der-Bedeutung« dar, der in dieser Zeit 1 gesät wird, der aber erst nach dem Tod der Patienten, in der Zeit 3, im Rahmen der »Weiterleben-ohne-Dich-Trauer« aufgehen und zu »Trittsteinen der Trauer« wachsen kann.

B 5.5 Halt finden durch eigene Erfahrungen

Durch das Zusammenbringen der drei Zeiten – vor, während und nach dem Tod – wird es möglich, methodisch-didaktische Grundgedanken zu entwickeln. Die in der Hospiz- und Palliativarbeit Tätigen können – und müssen bei Risikofaktoren – in der Zeit vor dem Tod (Zeit 1) vorbeugend und befähigend mit den Zugehörigen arbeiten. Auch wenn es schwer sein mag, bedeutet das für die Helfer zu lernen, den Impuls, etwas tun zu müssen, zurückzustellen, um den Zugehörigen Raum zu lassen für eigene, häufig bereichernde Erfahrungen. Ein Gewinn für beide, denn es entlastet die Helfer und schafft für die Weiterlebenden die Basis für die nach dem Tod so wichtigen Rückerinnerungsmöglichkeiten an Erfahrungen wie »Ich habe alles getan, was ich tun konnte«, anstatt diese durch das liebevoll gemeinte Helfen oder Beschützen-Wollen zu verhindern. Und gerade hier griff Corona ein, für alle Beteiligten. Diese Rückerinnerungen haben eine wichtige Funktion beim Erleben der Trauer nach dem Tod (Zeit 3). Solche Erinnerungen müssen die Trauer nicht leichter machen, sie beeinflussen aber das Finden von Bedeutung in der Zeit nach dem Tod. Sie geben den Weiterlebenden Halt, indem sie eine Art Trittstein durch die vorher zusammen erlebte zerfließende Zeit bilden. Das Befähigen-

Können zum »Hinüber-Retten« dieser oft als besonders tief erfahrenen »Ver-bindungen« aus der Zeit vor dem Tod hinüber in die Zeit, die sich nach dem Tod entfaltet, ist ein Spezifikum für Hospizarbeit und Palliative Care. Sie nimmt die Zugehörigen ernst in ihren Erfahrungen der Dualität ihres Zeiterlebens. Auch nach dem Tod bleibt diese Dualität des Zeiterlebens – jetzt zwischen Trauerzeit und chronologischer Zeit – bestehen oder entwickelt sich manchmal auch neu. Die Trauernden sprechen oft über eine Mauer zwischen der inneren Trauerzeit und der äußeren chronologischen Zeit.

Das gemeinsame »Verweilen-Können« in dem Zerfließen der Zeit vor dem Tod muss für die Zugehörigen nicht als »Defizit-Erfahrung« interpretiert oder dazu erklärt werden. Es kann in der Zeit, in der es passiert, eine schwere Aufgabe sein, aber im Nachhinein, wenn der oder die Andere gegangen ist, können häufig auch neue Quellen des Verbundenbleibens darin oder daran erschlossen werden. Quellen, die verloren gegangen wären, wenn die Zugehörigen vor diesen Erfahrungen des »Gemeinsam-in-dem-Zerfließen-der-Zeit-Verweilens« beschützt worden wären, anstatt sie, wo nötig, zu befähigen, dieses gemeinsame zu erleben. Aktuell wird die wichtige Verbindunge zwischen der Zeit vor dem Tod (Zeit 1) und der Zeit nach dem Tod (Zeit 3) u. a. durch das Definieren von Risikofaktoren für erschwerte Trauer bei Zugehörigen beschrieben (Aoun et al. 2015; Thomas 2014).

Zeit 2, die Zwischenzeit nach dem Tod aber vor der Beerdigung, wird in der Form von den Zugehörigen erlebt, dass ihre Verstorbenen zwar noch anwesend, anfassbar, sichtbar, sogar einseitig ansprechbar sind, dass sie selbst aber gleichzeitig auch mit vielen Aspekten des »nicht mehr« konfrontiert werden. Zeit 2 endet mit der Beerdigung. Im Triptychon der Trauer wurde diese Zeit 2 Schleusenzeit[11] genannt (Smeding und Heitkönig-Wilp 2005). Diese

---

11 Die Begriffe Schleusenzeit® sowie die im weiteren Text noch eingeführten Begriffe Gezeitenmodell®, Januszeit®, Labyrinthzeit® und Regenbogenzeit® sind rechtlich geschützte Begriffe (Smeding und Heitkönig-Wilp 2005).

B 5 Trauer-Zeit: Zeit der Trauer oder Zeit zum Trauern?

Schleusenzeit ist in manchen westlichen Ländern sehr wichtig, in anderen, wie z. B. in den skandinavischen Ländern, wird sie oft kaum wahrgenommen. In Deutschland wie auch in den Niederlanden scheint diese Schleusenzeit zunehmend wichtiger zu werden, auch als Zeit, in der noch einiges nachgeholt werden kann, in der noch »Trittsteine« entstehen können für den Weg, der nach dem Tod für die Zugehörigen kommt. Das ist besonders wichtig, wenn es keinen als gut empfundenen Abschied gab, wie das bei einem plötzlichen Tod der Fall ist, oder wenn der Tod traumatisierend war, wie bei einer unerwarteten massiven Blutung.

B 5.6 Spagat zwischen Trauerzeit und Uhrenzeit

Nach der Beerdigung kommt Zeit 3 des Triptychons, die Zeit, die von den Zugehörigen mit einem nun anwesenden »Abwesenden« durchlebt und später »ge-lebt« werden muss. Die Gruppe, die durch diese dritte Zeit geht, ist größer als die Anzahl der Patienten, die gepflegt wurden, weil durchschnittlich mit zwei bis drei Zugehörigen zu rechnen ist, die von einem Tod so betroffen sind, dass sich ihr Leben dadurch verändert. Außerdem dauert die Trauerzeit, Zeit 3, oftmals länger als Zeit 1 und Zeit 2 zusammen. Diese Gruppe der Trauernden spricht oft von dem Gegensatz zwischen »Trauerzeit« und »Uhrenzeit«. Es ist allerdings noch unklar, ob das die gleiche Art des »Zerfließens« der Zeit ist, die der Forschungsbericht der norwegischen Gruppe für Zeit 1 benennt (siehe Ellingsen et al. 2015).

Die Zeit nach dem Tod kennt im Gezeitenmodell (Smeding und Heitkönig-Wilp 2005) das Wiederkehren der verschiedenen Gezeiten (Trauerzeiten, die im Modell als Januszeit, Labyrinthzeit und Regenbogenzeit benannt sind), ähnlich wie Ebbe und Flut, allerdings ohne deren feststehenden Rhythmus, sondern eher vergleichbar einer Spirale, die aufwärts oder abwärts drehen kann.

Diese verschiedenen Trauerzeiten kehren vor allem anfänglich schnell wieder und gestalten sich fortwährend und unvorhersagbar anders. Sie folgen einander auch nicht chronologisch, sondern die Zeit gerät aus ihren Fugen. Daraus ergibt sich für die Zugehörigen erneut ein Spagat, diesmal zwischen »Trauerzeit« und der unaufhaltsam weiter taktenden chronologischen Zeit.

B 5.7 Für immer

Der wesentliche Unterschied in der Zeit nach dem Tod zu der Zeit vorher ist, dass die gestorbene Bezugsperson fehlt, und zwar für immer. Wie lange ist für immer? Das ist eine Größenordnung der Zeit, die niemand erfassen kann. Dieses Nicht-erfassen-können ist ein schmerzhaftes Erfahren, das eigene Prozesse in Gang setzt, ähnlich wie das Leben-müssen mit der Endlichkeit einer terminalen Krankheit. Innerhalb einer Familie verlaufen diese Prozesse sehr unterschiedlich und ganz sicherlich nicht zeitgleich. Die Trauerwissenschaften beschreiben zwar die grundsätzlichen Muster, anhand derer die Basis der Begleitformen entwickelt werden können, aber nicht den konkreten Ablauf einzelner Prozesse. Man braucht diese Muster, um eine Begleitung strukturieren zu können, aber letztendlich muss jeder Trauernde seinen eigenen Prozess durchschreiten.

Weiterhin fehlt nach dem Tod, neben dem Fehlen der geliebten Person mit all den unvorhersehbaren Folgen, nun auch noch das bis dahin durchgehend anwesende Begleitsystem externer Helfer, ob durch die Betreuung im stationären Hospiz oder auf der Palliativstation oder durch regelmäßig wiederkehrende Besuche wie bei ambulanten Hospizdiensten oder der spezialisierten ambulanten Palliativversorgung. Diese Begleitenden waren Menschen, die um das wussten, was da geschah, auch wenn sie das Zerfließen der Zeit nicht immer teilen konnten. Dieser strukturierende Halt fehlt

B 5 Trauer-Zeit: Zeit der Trauer oder Zeit zum Trauern?

nun für die Zugehörigen, die lernen müssen, ohne all diejenigen weiter zu leben, die vorher da waren: ohne den Patienten und ohne das Begleitsystem.

Ein dritter Faktor, der die Trauernden jetzt zu einem parallelen Zeiterleben zwingt, ist das veränderte Verhalten der Außenwelt, die dieses selbst aber oft kaum wahrnimmt. Plötzlich, sehr schnell nach dem Tod, wird fast erbarmungslos eingefordert, dass der oder die Trauernde nun wieder »normal« zu sein habe, »es« sei doch jetzt geschafft. Solange die Patienten noch leben, ergibt sich in der Außenwelt meistens sehr viel mehr Bereitschaft zur Unterstützung, sogar über längere Zeiträume hinweg. Das wird dadurch möglich, dass die »Anderen« ihre ebenfalls so uhrenbedingten Agenden manchmal bis auf das Äußerste dehnen. Nach dem Tod der Patienten geht diese Toleranz, dieses Helfen-wollen, meistens sehr schnell zu Ende.

> »Das«, so bemerkte eine Witwe einmal, »ist einer der ersten Begegnungsmomente mit der nicht trauernden Außenwelt gewesen: Ich musste den Mut in mir finden, mich abzutrennen vom Fluss der anderen, von denen, die einfach weitergehen. Ich brauchte das: »Trauerzeit.« Ich passte nicht mehr in die »Uhren-Zeit« – und damals, als ich diesen Mut nahm, wusste ich nicht, ob das für immer war oder nur für eine Weile... Es machte mir große Angst, noch so viel mehr zu verlieren.«

Trauernde erleben nach dem Tod über längere Zeit unendlich viele weitere unerwartete Verluste in den Abläufen des alltäglichen Lebens. Sie tragen oft Masken, um möglichst ungestört in ihrer Eigenzeit leben und diese Verluste begreifen und aushalten zu können. Anfänglich ist alles noch von der früheren Zeit mit dem Verstorbenen bestimmt und bedingt, die Begegnungen mit den unendlich vielen kleinen Aspekten, die diesen Verlust des geliebten Menschen ausmachen, zersplittern und wiederholen sich nun oft und meistens in einer schnell wechselnden Erfahrung von schönen Erinnerungen, schwerem Vermissen und einem hoffnungslosen Vorausschauen auf diese nie mehr endende »Zeit ohne Dich«. Darin entsteht eine unvorstellbare Flut von kleinen, nun schmerzenden Verbindungen, die in dieser Intensität im Voraus nicht geahnt werden konnten. Diese Begegnungen mit dem »nicht mehr« sind so vielfach, so schmerzhaft, so häufig und so vollkommen anders, als das vorher vorstellbar war.

»Am besten«, so eine trauernde Mutter, »lernt man schnell, sein Außengesicht mit einer einigermaßen akzeptablen Maske zu tragen, sich darunter nach außen ›akzeptabel‹ zu benehmen. Dann kann ich diesen notwendigen Erfahrungen in mir selbst ungestört nachgehen, so habe ich ›Eigenzeit‹.«

B 5.8 Der Zusammenbruch des inneren Weltbilds

CM Parkes führte den Begriff »*assumptive world*« in die Trauerarbeit ein und beschreibt damit das innere Weltbild eines Menschen, also die Summe dessen, was dieser im bisherigen Leben als real, wirklich und wahr erfahren hat und annimmt. Der Hagel von tagtäglichen Verlusten nach dem Tod wurde von CM Parkes als ein Sich-Auflösen, ein Zusammenbrechen dieses inneren Weltbilds beschrieben: »*The loss of the assumptive world*« (Parkes 1971). Dieser Zusammenbruch des inneren Weltbilds verläuft als Prozess. Alles, was der Verstorbene intrinsisch zu diesem persönlichen, inneren, Weltordnungsmodell beigetragen hatte, wird im Rahmen der fortschreitenden Erfahrungen des »nicht-mehr« wie Ziegelsteine aus einem Gemäuer herausgebrochen, bis irgendwann diese bisher angenommene Ordnung – das innere Modell der Welt – in sich zusammenfällt.

Es ist dieses zutiefst eigene, ganz persönliche Weltordnungsmodell, was die Betroffenen vorab nicht »be-denken« können. Erst das Wegfallen, hier durch den Tod des anderen, lässt schmerzhaft und nach und nach klar werden, dass so vieles angenommen und daraus eine scheinbar selbstverständliche feste Ordnung entwickelt worden war, die nun nirgends mehr stimmt. Das ist nicht beschränkt auf den Verlust eines Partners oder einer Partnerin, sondern das geschieht beim Verlust jedes Menschen, mit dem wir uns zutiefst verbunden fühlen, vor allem auch beim Verlust von Kindern, Geschwistern oder Eltern. Dieses Verlieren als aktiver, sich immer weiter entfaltender Prozess, das »Sich-erschließen« der Trauer, macht ratlos, rastlos und sprachlos.

Das Auflösen dieser bisherigen inneren Weltordnung zieht die Betroffenen aus der Uhrenzeit heraus oder verhindert den Rückschritt in sie hinein: nichts passt mehr. Das gilt natürlich nicht für jeden und nicht für alle Verluste, aber es ist ein relevantes, allgemeines Muster. In diesem Prozess des Auflösens der bisherigen inneren Weltordnung und des Entstehens eines nächsten inneren Modells der Welt dauern manche Erlebnisse in der subjektiven Erfahrung nur einige Sekunden, nehmen in der Wirklichkeit aber eine Stunde oder mehr ein, andere scheinen schier endlos, nehmen in der Wirklichkeit aber nur wenige Sekunden ein, z.B. das Wachliegen in der Nacht, wenn die Uhr einfach nicht vorangehen will. Diese Erfahrungen sind schmerzhaft. Sie immer wieder zu erzählen hilft den Betroffenen und entlastet ein wenig, passt aber kaum in die Uhrenzeit ihrer Umgebung. Antworten oder eine Begleitung durch Außenstehende sind dabei nur teilweise möglich.

B 5.9 Das Entstehen eines nächsten inneren Weltbilds

Das Erleben dieses Zerfallens des eigenen, inneren Weltbilds ist einer der Gründe, weshalb es so wichtig ist, ein nächstes inneres Weltbild, eine nächste Bedeutung zu finden, das bzw. die aus dem Vorangegangenen entstehen kann. Der Begriff »Bedeutung finden« soll dabei beschreiben, dass dieses neue innere Weltbild nicht einfach neu angenommen oder von anderen übernommen werden kann, sondern dass es für Außenstehende wichtig ist, zu verstehen und zu akzeptieren, dass es erst langsam entstehen und von den

Trauernden selbst neu gefestigt werden muss. Dabei ist das gemeinsame Erleben während der Zeit mit den Patienten, d. h. während der Zeit vor dem Tod, eine besonders wichtige Quelle: Im Nachhinein kann aus diesen Erfahrungen zumindest am Anfang geschöpft werden. Fragen, die die Trauernden in diese Richtung führen, eröffnen andere Blickwinkel als »nur« Verlust und lenken zu den während dieser schwierigen Zeit selbst vollbrachten Aufgaben, die zwar oft schmerzhafte, aber dennoch wertvolle Erfahrungen darstellen.

Das gemeinsame Suchen nach noch aktiven Quellen in der Zeit vor dem Tod, das »Stolz-sein-auf-das-Geleistete«, das Zufriedensein mit dem was geschehen ist oder das Glücklichsein können mit dieser Erinnerung sind Orientierungen für nächste Schritte. Dieses langsame Entstehen und Finden eines nächsten inneren Weltbilds braucht Raum für eine »Eigen-Deutung« des Erlebten, des Aktuellen und in kleinen Teilen vielleicht schon des Zukünftigen. Finden bedeutet, dass das Gefundene, die Bausteine zum Entstehen eines nächsten inneren Weltbilds, von den Betroffenen als passend erfahren werden. Diese Bausteine können ihre Bedeutung daher nur entfalten, wenn sie in Verbindung mit dem vorangegangenen, nun verlorenen Weltbild stehen oder als »sinnvoll« für das weitere Leben erfahren werden. Für die Begleiter ist es daher wichtig zu realisieren, dass von ihnen angebotene Deutungen immer an ihre eigene »assumptive World«, ihr eigenes inneres Weltbild geknüpft sind und daher nicht passen können. Daraus ergeben sich für sie ganz neue Lern- und Lehraufgaben, u. a. die Entwicklung von Methoden, die das Finden der nächsten »Eigen-Deutung« – nicht das Finden einer neuen Deutung – unterstützen (Smeding 2005).

B 5.10 Trauer als Ritual

So lange sich das Fundament und die Sicherheit eines nächsten inneren Weltbilds noch nicht geformt haben und somit noch keinen Halt bieten können, befindet sich der oder die Trauernde zwischen zwei Welten. In einer Paralle zur Ritualtheorie lässt sich das verstehen, indem wir diese Situation mit der liminalen Zeit, wie vor dem schottischen Anthropologen Victor Turner konzipiert (Turner 2005), vergleichen. Rituale, hier bezogen auf Übergangsrituale, bestehen in ihrer einfachsten Form aus drei Abschnitten (van Gennep 2005): einer Zeit der Abtrennung vom Bisherigen (Hinführung), einer Zwischenzeit der Trennung und Neuordnung, von Turner detaillierter als liminale Zeit beschrieben (Durchführung), und einer Reintegrationszeit mit Integration des Neuen in den nächsten Lebensabschnitt (Hinausführung). Eine Beerdigung ist so immer auch ein Doppelritual: der Verstorbene wird ausgeweiht als Mensch und eingeweiht als Leichnam – die Angehörigen werden ausgeweiht aus ihrem bisherigen Status z. B. als Ehepartner, als Kind mit zwei lebenden Elternteilen oder als Eltern von zwei lebenden Geschwistern und eingeweiht in ihren neuen gesellschaftlichen Status als Witwer oder Witwe, als Halbwaise, als trauernde Eltern oder trauerndes (Einzel-)Kind. Nach ritualtheoretischen Gesichtspunkten könnte man sagen, dass trauernde Zugehörige die Lernzeit, um sich in dieses nächste Lebensmodell hineinzuleben, in den Ritualen der Beerdigung zwar exemplarisch durchgangen sind, dass diese für das praktische Leben aber erst danach wirklich beginnt.

Bezogen auf die Ritualtheorie entsprechen die Zeiten 1 und 2 des Triptychons gemeinsam einer Hinführung der Zugehörigen zu Zeit 3. Diese Zeit 3 – die Zeit des eigenen Lernens und des Lehrens der Umgebung, wie sich das innere Weltbild nun ändert – kann im Sinn der Ritualtheorie erneut als Zwischenzeit oder liminale Zeit aufgefasst werden. Diese Zwischenzeit gilt in den Ritualen als von der (anderen) Wirklichkeit abgetrennte Zeit. Damit hat diese Zeit 3 einen Platz und eine Eigendeutung bekommen, die mit der Erfahrung der Trauernden übereinstimmt – die Trauerzeit, die von der chronologischen Zeit der Wirklichkeit abgetrennt erscheint. Irgendwann kommt es schließlich zum Ende dieser Zwischenzeit. Ritualtechnisch würde das prinzipiell eine Hinausführung verlangen. Der Zeitpunkt dieser Hinausführung liegt allerdings nicht fest und eine Hinausführung wird heute nur noch selten offiziell begangen bzw. erkennbar gemacht, was die Situation noch komplexer macht.

In früheren Zeiten mit gesellschaftlich getragenen Ritualen waren diese Ritualzeiten genau getaktet: Nach einem Jahr änderte man die Garderobe und trug z.B. Kleider mit hellen Punkten usw. Die Trauerzeit war durch solche äußeren Merkmale und Aufgaben markiert (im Englischen: *mourning*).

Lange wurde angenommen, dass dadurch die innere Trauer (im Englischen: *grief*) passend begleitet wäre. Eine Darstellung wie »Bitter, bitter Tears« (Rosenblatt 1983), aber auch anthropologische und soziale Forschungen zeigen uns jedoch, dass die äußere Darstellung Trauernder oft nicht mit ihrer inneren, privaten Welt übereinstimmt, und dass das, was wir annahmen, weil es sichtbar schien, dennoch nicht stimmte. So beschrieb Rosenblatt, wie die Witwer aus dem 19. Jahrhundert, deren Tagebücher er erforschte, auch während ihrer zweiten und dritten Ehe – ihre Frauen waren z.B. im Wochenbett gestorben – noch Briefe an ihre erste, so geliebte Frau schrieben und darin ihre Beziehung weiterführten.

Rituale machen einen Statuswechsel deutlich, den Wechsel in ein noch ungeprägtes Lebensmodell, in das sich der Betroffene noch hineinleben soll, sein inneres Weltbild dazu auf- und ausbauen muss.

Im Ritual wurde dieses neue Lebensmodell mittels einer Zeit der Einführung und des Lernens vorbereitet. Diese Lernzeit wird in vielen Ritualen als heilig angesehen, manchmal ist sie auch mit einem Tabu belegt, sodass niemand darüber sprechen darf. Diese Lernzeit oder liminale Zeit, als Schwellen- oder Zwischenzeit, ist rituell streng vom täglichen Leben abgetrennt und es gibt dafür

Lehrmeister oder Lehrmeisterinnen. Die Trauerzeit – Zeit 3 des Triptychons – könnte man somit als eine solche liminale oder Schwellenzeit ansehen. Während dieser Zeit ist es nötig, das alte innere Weltbild, z. b. Ehefrau zu sein, abzulegen und ein neues inneres Weltbild, z. B. Witwe zu sein oder nun Single zu werden, zu erarbeiten. Dieser Prozess ist eine vorher nie dagewesene Herausforderung und aufgrund der wegfallenden gesellschaftlichen Strukturen zunehmend individualisiert. Trauerbegleitung kann dabei einen Teil der Lehrmeisterrolle übernehmen. Oft sind es auch die persönlichen Erfahrungen anderer, die als starke Lehrer wirken, wenn sie in einem geschützten Rahmen, z. B. in Trauergruppen, ausgetauscht werden können.

Dass Rituale beim Finden von neuen Bedeutungen hilfreich und unterstützend sein können, ist schon lange bekannt. Die Lernzeit im Rahmen der Rituale, die Zeit, die mit dem Zerfallen des bisherigen inneren Weltbilds durch den Verlust der »Anderen« als Zwischenzeit entsteht, wurde allerdings bisher kaum beachtet. Für die Trauernden geht es darum, die Zeit des »nie mehr«, die sich anfänglich als unzähmbar, unbegreifbar und endlos fließend darstellt, erneut zu zähmen und damit be- und ergreifbar zu machen.

B 5.11 »Eigensprache« als Zugang zum nächsten inneren Weltbild

An dieser Stelle schließt sich der Kreis zu den am Anfang dieses Beitrags beschriebenen kultischen Zeitmarkierern vom irischen Ort Newgrange. Die endlos dahinfließende Zeit, welche durch Rituale in eine zyklische Zeit verwandelt wurde, ist vergleichbar mit der Aufgabe der Trauernden, die endlos fließende Zeit des »nie mehr« eines Verlustes persönlich mit einem nächsten, wieder tragenden inneren Weltbild in Einklang zu bringen. Während dieser Zeit der inneren Neuaufstellung fallen Trauernde oft aus der chronologisch regierten Außenwelt heraus. Das »nie mehr« in Bezug auf den Verlust muss in einer quasi ontologischen Wiederholung der Zeitzähmung nun personalisiert vollbracht werden, indem die Trauernden Bedeutung und Sinn für sich finden oder kreieren. Das durch den Verlust erschütterte Vertrauen in das Leben kann sich dadurch langsam erneut entwickeln. Der Verlust dieses früheren inneren Weltbilds führt aber auch zu manchmal schmerzenden Narben, die die Haltung der Trauernden gegenüber dem Leben oft bleibend verändern. Damit es möglich werden kann, ein neues inneres Weltbild zu finden, müssen sie schnell lernen, eine »Außenmaske« zu tragen, um sich die Zeit dazu in der parallelen (äußeren) Welt zu schaffen.

Das Finden der passenden Eigendeutung des bislang Unzählbaren und Unbegreifbaren erschließt sich neben dem erneuten Strukturieren und damit Greifbar-Machen der endlos fließenden Zeit auch aus dem Sich-Verbinden der Trauernden mit dem, was ihnen auch jetzt noch geblieben ist – ihr Selbst in ihrem innersten Kern. Ein Weg zu diesem innersten Kern führt über das Aktivieren der »Eigensprache« (Smeding 2013). Diese Eigensprache entspricht einer Art Kommunikation mit sich selbst, oder mit dem, was die verlorene Person in dem oder der Trauernden »wachgeliebt« hat[12]. Dieser Dialog mit dem »Selbst« ist wie ein sich selbst gegenübertreten. Der Schlüssel liegt für diese Gruppe von Trauernden darin, dass die erfahrene Verbundenheit zum Selbst auch eine Öffnung zur kommenden Verbundenheit mit dem erschließt, was von der verlorenen Person geblieben ist. Dieses Erfahren von Verbundenheit stellt ein Tor zur Entwicklung des nächsten inneren Weltbilds dar. Eigensprache hat viel mit »In-Sich-Hinein-Horchen« zu tun. Malen, träumen, kreatives Schreiben, musizieren oder Musik hören, wandern oder andere Bewegungsarten, aber auch das Lesen von erklärenden Büchern, mit denen man dann in Dialog tritt,

---

12 Die Idee, dass der Andere etwas in einem »wachliebt«, stammt von Verena Kast (2013).

sind mögliche Zutrittswege zur Eigensprache. All diese Impulse führen zu einem Aktivieren der für diesen Teil des inneren Weltbilds oft nicht mehr benutzen Eigensprache. Die Erfahrung des in Kontaktseins – oder erneut in Kontakttretens – mit etwas in sich selbst, was geblieben ist, zeigt sich stärker als das Verlorene. Dieses Gebliebene ist die ursprüngliche Basis, auf der das frühere innere Weltbild einmal entstanden war, indem der oder die andere darin Beteiligte waren, und oft – jetzt verwandelt – auch weiterhin sind. Es ermutigt, den sich dadurch Stück für Stück erschließenden Weg weiter zu gehen. Die Aktivierung der Eigensprache beeinflusst auch die Wahrnehmung der umgebenden Welt. Trauernde treten aus der liminalen Zeit nicht als dieselben heraus, sondern schreiten mit einem nächsten inneren Weltbild aus der Zeit 3 des Triptychons. Die Funktion des Rituals, die Veränderung, hat sich vollzogen. Ohne inneres Weltordnungsbild scheint man nicht funktionieren zu können, wie auch ich selbst erfahren musste. Es ist jene schmerzvolle Zeit, die »not-wendig« ist und die gebraucht wird, um dieses nächste innere Weltbild zu entwickeln.

B 5.12 Wahrheit und Sinn im Bezug zur gesellschaftlichen Gegenwart

Der 2017 verstorbene britisch-polnische Soziologe Zygmunt Baumann hat mit seiner Definition einer zerfließenden Moderne (*liquid modernity*) die Ungewissheit unserer momentanen Gesellschaftssituation aufgenommen, in der sich fast alle bisher festen Werte aufzulösen scheinen – »sich verflüssigen« – und dadurch den Halt unseres Seins in Frage stellen (Baumann 2003). Diese Beschreibung ist vergleichbar mit einem Fenster zu den Erfahrungen der Patienten und ihrer Zugehörigen. Deren vorgelebter Umgang mit dem Zerfließen der Zeit könnte ein Schlüssel für das sein, was die Betreuenden selbst lernen müssen: Einerseits, dass in einer

Zeit zerfließender Werte das Leben dennoch lernbar und lebbar ist, auch wenn es schmerzhaft sein kann, andererseits, dass in einer solchen zerfließenden Moderne jeder Einzelne sein inneres Weltbild immer wieder anpassen muss, auch wenn das weniger radikal nötig ist als bei Sterbenden und ihren Zugehörigen. Deren Erfahrungen können aber lehren, ein nächstes inneres Weltbild zu entwickeln, indem sie zeigen, was tragende Werte sind, wenn das Leben selbst bedroht ist. Wertschätzung, liebevolles Umsorgen und die enorme Arbeit, die die Zugehörigen auch nach dem Tod aus Liebe noch vollbringen, können darauf hinweisen, was wahr ist und Sinn gibt.

Viele Menschen haben erfahren, dass gerade im Bereich von Hospizarbeit und Palliative Care Verlässlichkeit und Vertrauen Werte sind, die auch angesichts des Todes Bestand haben, ob vor oder nach dem Tod. Diese Werte haben ihre Belastungsprobe in den Erfahrungen des »Zerfließens der Zeit« bestanden. Sie stellen demzufolge mit die wichtigsten Werte im menschlichen Zusammenleben dar. In seinem Buch »Der kleine Prinz« beschreibt Antoine de Saint-Exupéry (1943) diese Werte in der Frage des Fuchses an den kleinen Prinzen, ihn zu zähmen. Für Trauernde bedeutet das, dass es erst wieder möglich wird, sich auf etwas zu freuen, wenn es etwas gibt, dem zu vertrauen ist, dem vertraut werden darf und dem vertraut werden kann – dazu braucht es Verlässlichkeit. Erst dann, so lehrt der Fuchs, kann Vorfreude entstehen. Diese Art von Vorfreude wurde damals mit erschaffen, als man entdeckte, dass die Sonne am 21. März immer zu einer bestimmten Uhrzeit auf einen rot aufglühenden Stein in Newgrange in Irland schien. Die gleiche Freude ist in der Arbeit mit Sterbenden und Trauernden möglich, die Unterstützung brauchen. Dabei muss die Antwort auf »brauchen« nicht immer persönlich sein, aber als Dienst muss eine »humane Verlässlichkeit« angeboten werden, insbesondere in Krisen und unabhängig davon, ob die Krise körperliche Beschwerden Sterbender betrifft oder Krisen in der Trauer.

Literatur

Aoun SM, Breen LJ, Howting DA et al. (2015) Who Needs Bereavement Support? A Population Based Survey of Bereavement Risk and Support. PLOS ONE | DOI:10.1371/journal.pone.0121101 March 26, 1–15.
Baumann Z (2003) Flüchtige Moderne. Frankfurt am Main: Suhrkamp.
De Saint-Exupéry A (1943) Le Petit Prince. Paris: Éditions Gallimard.
Ellingsen S, Roxberg A, Kristoffersen K et al. (2015) The pendulum time of life: the experience of time, when living with severe incurable disease – a phenomenological and philosophical study. Med Health Care and Philos 18, 203–215.
Gennep van A (2005) Übergangsriten. Frankfurt am Main: Campus.
Kast V (2013) Trauern: Phasen und Chancen des psychischen Prozesses. Kreuz Verlag.
Parkes CM (1971) Psychosocial transitions: A field for study. Social Science and Medicine, 5, 101–115.
Rosenblatt PC (1983) Bitter, Bitter tears: Nineteenth-Century Diarists and Twentieth-Century Grief Theories. Minneapolis: University of Minnesota Press.
Saunders C (2006) Cicely Saunders: Selected writings 1958–2004. Oxford: Oxford University Press.
Smeding R (2012) Die Hospizzeitschrift. 52 (2), 6–11.
Smeding R (2013) Begreifst Du mich? Mehrsprachige Trauerbegleitung. Leidfaden, 2 (3), 51–5.
Smeding R, Heitkönig-Wilp M (Hrsg.) (2005) Trauer Erschließen. Eine Tafel der Gezeiten. Hospizverlag.
Thomas K, Hudson P, Trauer T et al. (2014) Risk Factors for Developing Prolonged Grief During Bereavement in Family Carers of Cancer Patients in Palliative Care a longitudinal Studie. J Pain Symptom Management 2014;47:531–541.
Turner V (2005) *Das Ritual. Struktur und Anti-Struktur.* Frankfurt am Main: Campus.

Weitere Literaturhinweise

Stephen AI, McDuff C, Petrie DJ et al. (2015) The economic cost of bereavement in Scotland. Death Studies. 39, 151–157.
Weiher E (2014) Das Geheimnis des Lebens berühren – Spiritualität bei Krankheit, Sterben, Tod; Eine Grammatik für Helfende. Stuttgart: Kohlhammer.

C

Wie gehen wir mit der Zeit um?

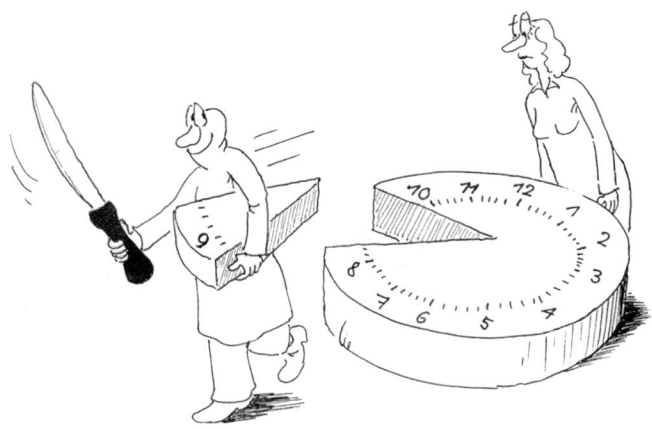

C 1

»Nichts ist planbar, oder doch?«

Elmar Hatzelmann

C Wie gehen wir mit der Zeit um?

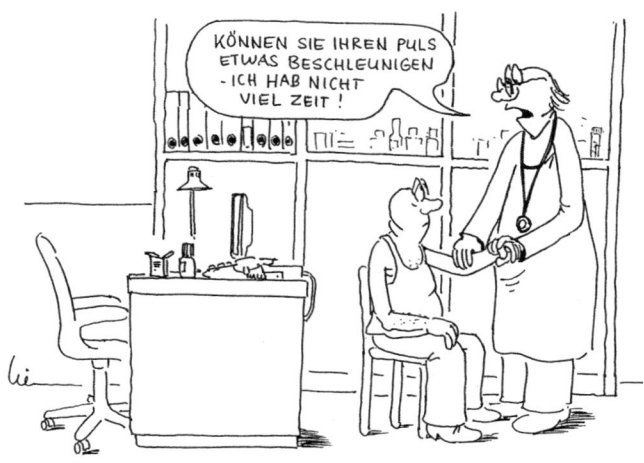

C 1.1 Die Herausforderung

Palliative Care findet an unterschiedlichen Orten und durch verschiedene Berufsgruppen statt: durch den Hausarzt, ambulante Dienste, auf Palliativstationen, in Seniorenheimen bis hin zum stationären Hospiz. In allen Organisationen ringen die Mitarbeiter, abhängig von äußeren Rahmenbedingungen (Zeitvorgaben, unvorhersehbare Veränderungen, Personalnot) und außerberuflichen Belastungen (Versorgung, Erziehung, Pflege), mehr oder weniger mit der knappen Zeit.

Mitarbeiter im stationären Hospiz klagen in Supervisionen ebenso über Zeitnöte. Obwohl in diesem Bereich der Personalschlüssel besser ist als in anderen Pflegeeinrichtungen, geht dieser Vorteil durch die mehr Zeit erfordernde intensive Pflege verloren.

C 1.2 Was kann man tun?

Neben der Beeinflussung von Rahmenbedingungen und politischen/gesetzlichen Vorgaben ist die bewusste Beachtung der qualitativen Aspekte von Zeit ein Zugang, der oft nicht berücksichtigt wird. Dieser Zugang steht im Zentrum des Konzepts »Zeitkompetenz«, das der Autor gemeinsam mit Dr. Martin Held (Hatzelmann und Held 2010) entwickelt hat. Viele nutzen schon intuitiv diese qualitativen Faktoren wie z. B. Rhythmus oder Präsenz, da sie sich bewährt haben und die Tätigkeiten unterstützen.

Der Überblick (▶ Abb. C 9.1) und die folgenden Anregungen und Beispiele sollen Ihnen helfen, sich diese qualitativen Faktoren systematisch anzueignen, denn Zeitkompetenz kann man ebenso wie Fachkompetenz lernen. Empfehlenswert ist es, einen Einflussfaktor auszuwählen, sich eine Zeit lang damit zu beschäftigen und neue Verhaltensweisen einzuüben. Auf diese Weise kümmern Sie sich auch um Ihre Selbstfürsorge, die in helfenden Berufen oft zu kurz kommt.

Manche Hinweise können, je nach Ihrem Erfahrungsschatz, schon bekannt sein und werden seit Jahren von Ihnen (un)bewusst umgesetzt, während für andere der Zugang Neues bietet.

1. Informationsaufnahme

»Manche halten einen ausgefüllten Terminkalender für ein ausgefülltes Leben.« (Gerhard Uhlenbruck)

10–40 Millionen Informationseinheiten werden durchschnittlich pro Sekunde von unseren Sinneskanälen im wachen Zustand aufgenommen. Nach 0,2 Sekunden erreichen sie das Stammhirn und die Mandelkerne (Amygdala). Hier wird geprüft, ob alles in Ordnung ist. Gibt es Anzeichen von Gefahr, wird unser Abwehrsystem sofort hochgefahren und wir reagieren mit Kampf, Flucht oder Erstarren (vgl. Spitzer und Bertram 2008). Nach 0,5 Sekunden er-

C Wie gehen wir mit der Zeit um?

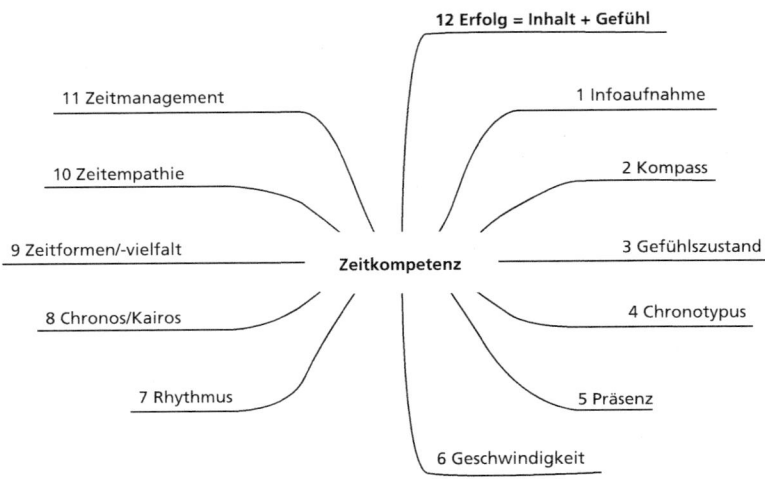

Abb. C 9.1: Gesamtübersicht der Zeitkompetenz

reicht die Information das Großhirn, das die Aufgaben durch Routineprozesse oder durch die Suche nach Lösungen zu meistern versucht. Wenn dies nicht funktioniert, schalten wir ebenfalls auf Kampf, Flucht oder Erstarren.

Dies betrifft z. B. in stationären Hospizen nicht nur die Mitarbeiter, sondern auch die dort betreuten Bewohner (Gäste). Die wenigsten dieser schwer erkrankten Menschen dürften sich einen Zustand fortgeschrittener Krankheit und Todesnähe gewünscht haben. Vielleicht wurden ihre Hoffnungen auf medizinische Hilfe enttäuscht oder sie haben von Ärzten, Pflegern oder Angehörigen möglicherweise widersprüchliche und belastende Informationen gehört. In dieser stressigen Situation sind sie nur begrenzt aufnahmefähig und könnten sich übergangen und nicht ernst genommen fühlen.

Erschwerend kommt noch hinzu, dass unsere »evolutionäre Ausstattung« nach dem Motto lebt: »Alle Informationen sind lebenswichtig und führen zu mehr Sicherheit!«

C 1 »Nichts ist planbar, oder doch?«

Ohne selbstauferlegte Einschränkung werden wir zum Lesen, Hören und Sammeln von oft irrelevanten Informationen (der Autounfall in X oder das kurze Erdbeben in Y) verführt.

Mit durchschnittlich über drei Stunden täglichem Medienkonsum (TV, Smartphone, Computer) »verbrennen« wir dabei vollkommen unsinnig unsere Zeit: »Wir amüsieren uns zu Tode« (Neil Postman 1988). Da das Gehirn jedoch alles »ernst« nimmt, sind viele von uns ständig auf einem hohen Stresslevel, machen sich Sorgen und haben somit weniger Raum für die eigene Welt – so fehlen die Zeit und die innere Ruhe für Begegnungen mit anderen.

Anregungen:
- Kommunikation mit dem Patienten: Welche Informationen sind notwendig, was ist vielleicht nur Neugierde? Genießt Ihr Gegenüber Informationen, will er an der Außenwelt teilhaben oder hat er die Nase voll von Geschwätzigkeit und Tratsch? Welche Informationen wünscht sich der Patient bzw. die Angehörigen. Welches Maß ist passend?
- Keine Medien am Morgen (TV, Radio, Smartphone). Genießen Sie die Stille und Ruhe. Vermeiden Sie, auf dem Weg zur Arbeit die aktuellen Nachrichten anzuschauen oder anzuhören, sonst kommen Sie vermutlich mit dem Gefühl »alles ist so schrecklich« dort an.

2. Kompass/Ausrichtung

»Wer nur nach der Uhr lebt, muss damit rechnen, dass ihm sein Leben mit der Zeit auf den Wecker geht.« (Ernst Ferstl)

Wenn man mit anderen im Kontakt ist, ist man auch immer im Kontakt zu deren Lebensphilosophie, Identität etc.

C Wie gehen wir mit der Zeit um?

Tab. C 9.1: Ausrichtung

Selbst		Beispiele		Der Andere
Spiritualität	→	geistige Ausrichtung, Gedanken über Leben und Tod	←	Spiritualität
Lebensphilosophie	→	Grundhaltung zum Leben	←	Lebensphilosophie
Identität	→	Wer bin ich? Wo habe ich welche Rolle/Erwartung?	←	Identität
Werte	→	Was macht mein Leben aus: Respekt, Würde, Sicherheit	←	Werte
Einstellungen	→	Welche Annahmen und Überzeugungen habe ich?	←	Einstellungen
Ziele	→	Was ist mir noch wichtig: sinnenvolle Erfahrung, Abschied	←	Ziele

Praktische Beispiele:

Als Angehöriger oder Helfer ist es wichtig, sich auf die Weltsicht des Sterbenden einzulassen und unterstützend zu reagieren. Das ist oft schwierig, denn wir meinen oft zu wissen, was für den anderen am besten ist und manchmal versuchen wir, ihn von unserer Wahrheit zu überzeugen.

Beispiel: Frau X will ein Butterbrot mit viel Butter. Sie meinen es gut und geben noch Marmelade darauf mit der Bemerkung: »Dann schmeckt es besser«. Leider mag Frau X keine Marmelade und außerdem ist das köstliche Butterbrot eine wertvolle Erinnerung an ihre Oma.

Gleichzeitig ist jeder Helfer in ein Team eingebunden. Wenn die oben aufgeführten Faktoren überwiegend zusammenpassen, entsteht Resonanz und das Team wird zu einer wahren Ressource für die Arbeit, da weniger Konflikte entstehen bzw. professionell bearbeitet werden können (»gleiche Denke«).

Schließlich ist es sinnvoll, sich Gedanken zu machen, wo man selbst in seiner Ausrichtung steht (▶ Tab. C 9.1) und sie auch, wenn nötig, angemessen zu verteidigen (Authentizität).

Anregungen:
- Hören Sie Ihrem Gegenüber genau zu. In fast jedem Satz sind Informationen über seine Denkweisen enthalten. Sprichwörter und Redensarten sind dabei besonders wertvoll. Normalerweise schenken wir ihnen wenig Beachtung, aber oft zeigen sie Lebensweisheiten (»Es ist kein Meister vom Himmel gefallen.«, »Wer rastet, der rostet.«, »Die Zeit sitzt mir im Nacken.«).
- Prüfen Sie Ihre Rolle und bringen Sie diese in Einklang mit Ihrer Arbeit z.B. »Der hilfreiche Helfer«, »Ich bin immer da«, »Ich schaffe alles« etc.
- Ziele: Oft nimmt man sich zu viele Ziele vor, da man annimmt, dass alles so läuft wie geplant. Aber schon ein verspäteter Bus oder ein streikender Drucker vernichtet die ganze Planung. Setzen Sie sich daher realistische Zeitpuffer, d.h. planen Sie immer mehr Zeit und übliche Pannen ein.

3. Gewünschtes Gefühl/Seinszustand (vgl. Andreas und Andreas 1995)

»Die Ewigkeit dauert lange, besonders gegen Ende.« (Woody Allen)

In diesem Abschnitt wird das Lebensgefühl und die Lebensqualität behandelt. In der auf Beschleunigung setzenden Leistungsgesellschaft hat sich der Fokus verschoben: Die Außenwelt mit ihren Anforderungen steht an erster Stelle, erst danach kommen die Menschen mit ihren körperlichen und emotionalen Bedürfnissen. Wir bezahlen langfristig mit unserem höchsten Gut – unserer Gesundheit, unserer Stimmung und damit mit unserer Arbeitsfähigkeit.

Fragen Sie sich daher immer wieder, in welchem Gefühlszustand Sie arbeiten/leben wollen:
Müde, aber nicht erschöpft? Andere Menschen gerettet und sich selbst vielleicht im Stich gelassen?
Lohnt es sich, zwei Stunden länger zu arbeiten und sich als Konsequenz am nächsten Vormittag müde herumzuschleppen und gleichzeitig enttäuscht zu sein, da der geliebte Sport oder das Gespräch mit Freunden zum Opfer fiel? Die Missachtung der Eigenzeit kann auf längere Sicht zu abnehmender Leistungsfähigkeit bis hin zum Burn-out führen.

In der nachfolgenden Tabelle (▶ Tab. C 9.2) können Sie schauen, wo Sie überwiegend stehen. Die Übergänge sind fließend.

Tab. C 9.2: Beispiele für Seinszustände

Beschleunigungswelt	Welt der Zeitkompetenz	Unsere Sehnsucht
Informationsüberfluss	Angemessene Auswahl	»Übervolle Leere«, Stille
Zeit ist Geld	Zeit ist Leben	Zeit ist ein Geschenk
Ziellosigkeit	Kompass	Im Fluss sein
Takt	Rhythmus	Einklang
So schnell wie möglich	So schnell wie nötig	Eigengeschwindigkeit leben
Multitasking	Sequenzielles Arbeiten	Im Hier und Jetzt sein
»Offene Enden«	Dinge abschließen	Innere Zu-Friedenheit
Der Körper als Dienstbote	Der Körper als Tempel	Der Körper als Träger der Seele
Nach der Uhr leben	Flexibel mit den Zeiten umgehen	Kairos (Qualität der Zeit) nachspüren
»Wer rastet, der rostet.«	Zeitinseln zum Ausruhen	In der Liebe sein
Egoismus	Gesunder Egoismus, Teamarbeit	Zugehörigkeit zu einem großen Ganzen

C 1 »Nichts ist planbar, oder doch?«

> **Anregungen:**
> - In welcher Stimmung wollen Sie abends heimgehen? Installieren Sie sinnenvolle Abschluss- und Trennungsrituale (3x tief ein- und ausatmen; wenn die Tür zu ist, beginnt die Freizeit).
> - Welchen Seinszustand wünscht sich der Patient? Wie viel Zeit für Gespräche ist möglich? Kann der Patient wenigstens zum Ende seines Lebens »Zeitwohlstand« genießen?
> - Eigene Grenzen setzen (bezogen auf Zeit bzw. Belastung).
> - Hilfe annehmen (Supervision, Gespräche mit Fachleuten, Freunden).
> - Umgang mit eigenen Ängsten (Ressourcensuche, Sicherheit, Sorgenzeit einrichten).
> - Austausch über Ausrichtung: Sind die Angehörigen noch auf der Suche nach lebensverlängernden Maßnahmen, während sich der Sterbende schon dagegen entschieden hat.

4. Mein Chronotypus

»Die Zukunft war früher auch besser!« (Karl Valentin)

Die Chronobiologie hat zwischenzeitlich eindeutig empirisch belegt, dass die Menschen verschiedenen Chronotypen zugeordnet werden können. Sie bilden ein Netz von Eigenschaften/Affinitäten, die sehr hilfreich sind, um sich selbst und andere Menschen zu verstehen. Nachfolgend finden Sie wichtige Chronotypen (► Abb. C 9.2) (vgl. Hatzelmann und Held 2010, S. 101).

Nachfolgend eine kurze Beschreibung der oben genannten Typen:

1. *Circadianer Rhythmus:* Es gibt Morgenmenschen, Tagmenschen und Abendmenschen. Die für die jeweiligen Typen geeigneten Tageszeiten liegen in den beiden Polen um mehr als zwei Stun-

den auseinander. Passen Sie Ihre Arbeitszeiten, wenn möglich, an diese Affinität an.
2. *Ultradianer Rhythmus*: Bin ich ein Siestatyp, der vielleicht einen kurzen Mittagsschlaf braucht? Oder reicht ein kurzer Gang an die frische Luft als Mittagspause?
3. *Gleichzeitigkeit:* Multitasking ist nicht möglich, wenn man kombinierbare Aktivitäten wie Gehen und Sprechen oder Bügeln und Radiohören außer Acht lässt. Der »Simultant« jedoch kann schnell zwischen kognitiv anspruchsvollen Aufgaben hin und her schalten. Der »Sequenzialist« hingegen erledigt eins nach dem anderen.
4. *Pünktlichkeit:* Der Uhrenzeittyp orientiert sich an äußerlichen Uhrenzeitvorgaben. »Situativ locker« bedeutet, dass man je nach Situation pünktlich und manchmal in der Zeit ist. »Im Ereignisstrom eingebettet« heißt, dass man mit seiner momentanen Tätigkeit verschmilzt und nicht an der Uhrenzeit orientiert ist.
5. *Zeitwert:* Die Maxime »Zeit ist Geld« (vielfach auf Benjamin Franklin als frühe Quelle zurückgeführt, Franklin 1987) prägt stark unsere Gesellschaft und Wirtschaft und ist eine typische Aussage eines »Zeitutilitaristen«, der die Zeit wirtschaftlich nutzen möchte. Für den »Zeitliebhaber« steht die intrinsische Eigenwertigkeit von Zeit im Vordergrund.
6. *Individuell-sozial (Zeitemphatie):* Wer auf die eigene Zeit zentriert ist, beachtet vorrangig seine Zeitorganisation. Der Mischtyp bezieht Zeiten anderer situativ, je nach Umständen, mehr oder weniger mit ein. Der Zeitempathiker ist sensibel für die Zeiten der anderen ebenso wie für die persönlichen Eigenzeiten.
7. *Zeitfokus:*
Vergangenheitsorientiert: Erfahrungen, Erinnerungen und generell die Vergangenheit sind vorrangig.
Gegenwartsorientiert: Konzentriert sich vorrangig auf das Hier und Jetzt.
Zukunftsorientiert: Wird in Aktivitäten stark durch Planung und zukünftige Ziele bestimmt.

C 1 »Nichts ist planbar, oder doch?«

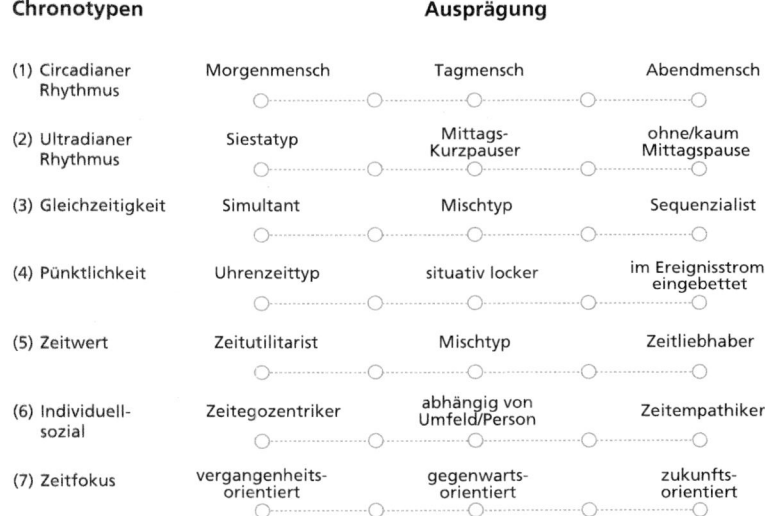

Abb. C 9.2: Chronotypen (eine ausführliche Version findet sich in Hatzelmann und Held 2010, S. 99 ff.)

Anregungen:
- Schätzen Sie sich auf den Skalen ein und versuchen Sie, Ihre Lieblingsausprägung, je nach Situation, zu leben, aber bieten Sie gleichzeitig Flexibilität an, wo es notwendig ist.
- Dazu zwei Beispiele: Hin und wieder das Mittagessen ausfallen zu lassen ist okay, wenn Sie aber ein Siestatyp sind, sind Sie den ganzen Nachmittag müde und hungrig.
- Wenn Sie Pünktlichkeit wertschätzen, dann informieren Sie die Umgebung und fordern Sie dies z. B. bei Besprechungen ein.
- Chronotypen sind ein gutes Diagnoseinstrument, um für ein temporal gedeihliches Zusammenleben der Menschen untereinander zu sorgen. Versuchen Sie, die Ausprägungen Ihres Gegenübers zu erkennen.

C Wie gehen wir mit der Zeit um?

5. Präsenz und Achtsamkeit

»Wenn wir uns um die einzelnen Momente kümmern, dann werden sich die Jahre um sich selber kümmern.« (Maria Edgeworth)

Achtsamkeit ist momentan in aller Munde. Jeder weiß es »eigentlich«: Im Hier und Jetzt bei sich zu sein, erhöht die Aufmerksamkeit und öffnet die Wahrnehmung. Beispielsweise gehen dann Gespräche in die Tiefe, berühren und man kann manchmal sogar »Zeit sparen«. Präsenz und Aufmerksamkeit kann man besonders gut mit körperorientierten Methoden lernen und üben. Atemübungen, Yoga, Tai Chi, Qigong, Eutonie, Feldenkrais, Jacobsonsche Muskelentspannung und autogenes Training sind hierfür bekannte Beispiele (Hatzelmann 2006). Es gibt aber auch Meditationsübungen (Metta, Vipassana, Kontemplation) und andere, vielfach auf Rituale setzende Formen, die sich dafür hervorragend eignen.

Anregungen:
- Lieber zwei Minuten echtes Mitgefühl statt fünf Minuten leerer Smalltalk.
- Nutzen Sie nicht Ihre Schlafzeit als variablen Puffer, um mehr aus der Zeit herauszuholen.
Beispiel: Um 23 Uhr noch kurz in ein soziales Netz schauen, einen Flug buchen oder einfach nur mal kurz Mails und Nachrichten lesen. »Kurz« endet meist nach zwei Stunden und zusätzlich braucht man eine Stunde mehr, um einzuschlafen, da man von der Suncherei noch geistig aktiv ist. Immer zu einer festen Zeit ins Bett zu gehen, um mindestens sieben Stunden Schlaf zu haben, wäre eine Lösung.
- Beim Sport: Nicht zeitungslesend im Fitnessstudio Fahrrad fahren.
- Bewertungsdiät: Einen Tag lang nur beobachten, zuhören, riechen etc. und ohne Bewertung den Augenblick genießen.

6. Geschwindigkeit

»Wenn wir im Alltagsbewältigungsverzweiflungsmodus durch die Welt hetzen, dann kommt es eben zu einem Stillstehen der Schwingungen, weil wir schnell und effizient Dinge instrumentell handhaben müssen.« (Hartmut Rosa)

»Be fast or be food. Es gibt keine Starken oder Schwachen. Nur Schnelle und Langsame«. So lautete der Werbeslogan einer Internetfirma in den 2000er Jahren: Alles was schnell ist, ist gut! In den letzten Jahren wurde Geschwindigkeit immer mehr zur höchsten Priorität – unabhängig von Situation, Person oder Aufgabe. Jedoch hat jeder Mensch seine eigene »Drehzahl«, in der er sich gut fühlt und effizient arbeitet. Eine Erhöhung der Geschwindigkeit führt zu Fehlern – die vermeintlich gewonnene Zeit fällt der Korrektur wieder zum Opfer (z. B. schnell tippen und danach viele Fehler ausbessern müssen).

Anregungen:
- Wie wird das Ende der Zeit (Abschied) begonnen? Gibt es wertvolle Rituale, die für Kraft, Ordnung, Stabilität, Sinn, Gemeinschaft und Liebe sorgen? Was hat sich bewährt? Beispielsweise die brennende Kerze, das kurze Anhalten der Zeit.
- Zeitwahrnehmung: Sind Sie in der äußeren Welt der Zeit, während sich der Sterbende im Raum zwischen Zeitlosigkeit und Ende seiner Zeit auf Erden befindet (Rosa 2005)?
- Innere Antreiber (sei schnell, nett, schön, perfekt, immer gut drauf etc.) verführen uns zur Beschleunigung, um alle Pläne umzusetzen: Machen Sie sich diese bewusst und reduzieren Sie sie in kleinen Schritten.
- Vergleichen Sie sich nicht mit Teammitgliedern, die angeblich schneller sind.
- Bringen Sie Tätigkeiten auf die Reihe (Planung) statt hin- und herzuspringen.
- Geschwindigkeit kann auch Spaß machen und genossen werden.

C Wie gehen wir mit der Zeit um?

7. Rhythmus

»Zeit kann man nicht sparen, nicht managen, nicht verlieren und erst recht nicht totschlagen. Man kann mit der Zeit überhaupt nichts machen. Außer sie leben.« (Karlheinz A. Geißler)

»Rhythm is it!« – Wie die Tänzer in dem gleichnamigen Film synchronisieren sich in unserem Körper ständig über Hunderte von Rhythmen. Der Mensch hat keine sprichwörtlich »innere Uhr«, die wie eine mechanische Uhr tickt. Vielmehr gibt es innere Rhythmen, die durch äußere Zeitgeber mit der Umwelt synchronisiert werden.

Wenn wir unseren Rhythmus leben, gibt er uns strukturierende Ordnung und zugleich Flexibilität (Held und Geißler 1995). Rhythmik ist das Grundprinzip des Lebens (Tag-Nacht etc.).

Anregungen:
- Welchen Rhythmus liebt Ihr Gesprächspartner? Was macht ihn froh (spät aufstehen, der Nachmittagskaffee, das Bett in die Sonne schieben etc.)?
- Verteidigen Sie Ihre Rhythmen: Die berühmte Tasse Tee am Morgen, die Zeit im Bad, der erste Cappuccino beim Lieblingsitaliener.
- Lassen Sie sich nicht anstecken von den Rhythmen der anderen.
- Trennung von Arbeit und Beruf. Klare Rituale: Nichts mit nach Hause nehmen. Freude an der Eigenzeit und Eigenrhythmus im Privaten (Rinderspacher 2017).
- Regelmäßig wiederkehrende Ereignisse wie z. B. Feste stiften Orientierung (Rituale). Unsere Gesellschaft versucht, sie als »unnütz« abzustempeln, sie sind aber aus Sicht der Zeitkompetenz wertvoll.

8. Kairos und Chronos

»Die Zeit verweilt lange genug für denjenigen, der sie nutzen will.«
(Leonardo da Vinci)

In der griechischen Antike unterschied man das Konzept der chronologisch ablaufenden Zeit (Chronos) und das Konzept des richtigen Zeitpunkts bzw. des geglückten Moments (Kairos). Einerseits müssen günstige Umstände vorhanden sein, andererseits muss man die Gunst des Augenblicks erkennen und entschlossen handeln. Deshalb sollte man Probleme nicht zwischen Tür und Angel oder »gschwind« mal lösen. Diese Situationen brauchen den richtigen Augenblick und die angemessene Zeit des Zuhörens. Man spricht auch von einem »Zeitfenster«, in dem ein gutes Gespräch oder eine Entscheidung mit höherer Wahrscheinlichkeit gelingt.

Anregungen:
- Achten Sie auf den richtigen Zeitpunkt. Beobachten Sie, wann die Gäste im stationären Hospiz gut ansprechbar sind. Gibt es über den Tag hinweg günstige Momente?
- Wann tut ein Spaziergang oder ein Raumwechsel gut?

9. Zeitformen

»Die Zeit kommt aus der Zukunft, die nicht existiert, in die Gegenwart, die keine Dauer hat und geht in die Vergangenheit, die aufgehört hat zu bestehen.« (Augustinus)

Zeiten sind nicht alle gleich. Beispielsweise hat jedes Gespräch mehrere Formen: Der Anfang, Übergänge, Pausen, Wiederholungen und das Ende. Eine bewusste Steuerung ist hilfreich. Wir machen dies oft intuitiv, wenn wir überlegen, wie wir ein Gespräch beginnen, mit welcher Geschwindigkeit wir es führen und wie wir es abschließen.

C Wie gehen wir mit der Zeit um?

> **Anregungen:**
> - Wichtige Zeitformen in Palliative Care sind Vergangenheit, Gegenwart und Zukunft.
> - In welcher Zeit denkt und lebt Ihr Gesprächspartner überwiegend?
> Beispiel: Bei hoher Vergangenheitsorientierung (ein großer Teil der Gesprächsinhalte bezieht sich auf die Vergangenheit) das rückblickende Hineinhorchen und respektvolle Betrachten würdigen und den Übergang in die Gegenwart, in der gehandelt werden kann, unterstützen.

10. Zeitempathie

»Ihr habt die Uhr, wir haben die Zeit.« (Afrikanische Redensart)

Das Einfühlen in die Zeiten anderer ist ein zentrales Element in Palliative Care. Dabei hilft die Einordnung in die Chronotypen, um zu wissen, wo der Patient steht und ihn dann dort abzuholen – soweit es organisatorisch und zeitlich möglich ist.

> **Anregungen:**
> - Man sollte einen Abendmenschen beispielsweise nicht um 7 Uhr morgens wecken, den Sequenzialisten nicht ständig unterbrechen, unpünktlich zum pünktlichen Mitmenschen kommen oder den »Langsamen« beschleunigen.
> - Obwohl die Gäste im Hospiz meist keine Termine haben, wünschen sie sich auch Pünktlichkeit und Verlässlichkeit.
> - Neben der Zeitempathie für andere gilt es, die Zeitempathie für sich selbst im Auge zu behalten. Mut zur Selbstfürsorge führt zu einer ressourcenvollen Persönlichkeit, die mit Zeitpuffern plant und ihre Limits kennt.

11. Zeitmanagement

»Zeitmanagement ist Unsinn. Sie können die Zeit nicht managen – nur Ihr Verhalten.« (Michael Kastner)

Schließlich kommen wir zum klassischen Zeitmanagement. Sind die Ziele geklärt und die qualitativen Aspekte beachtet, können nun die gewählten Aufgaben organisiert und ausgeführt werden. Dann wird Zeitmanagement nicht zu einer negativen, lebensverachtenden Methode.

Nachfolgend einige Ideen und Hinweise (▶ Abb. C 9.3). Für diejenigen, die sich näher damit befassen wollen, sind Bücher zum Thema Arbeitsmethodik und Zeitmanagement (Baus 2010; Rock 2011; Rühle 2010; Seiwert 2014) zu empfehlen.

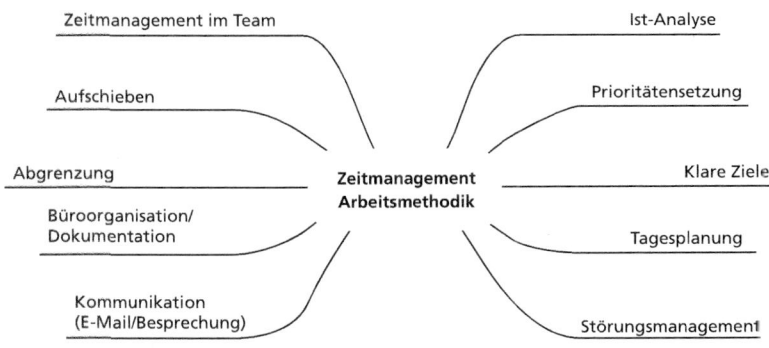

Abb. C 9.3: Zeitmanagement

Erklärung der Abbildung und praktische Anregungen:
- *Ist-Analyse:* Auf dem aktuellen Informationsstand sein z. B. kurze Besprechung am Morgen, hilfreiche Übergaben.
- *Prioritätensetzung:* Kennen der Prioritäten und der dahinterliegenden Kriterien und Werte der Institution, Vermeidung von Perfektionismus; das Zweitbeste ist oft gut genug.

C Wie gehen wir mit der Zeit um?

- *Klare Ziele:* Ausrichtung der Einrichtung kennen und Tages-/Wochenziele gemeinsam abstimmen.
- *Tagesplanung:*
  - Unterscheidung zwischen effektiv (das Richtige tun, Auswahl) und effizient (es richtig tun).
  - Sich Zeit nehmen für die Entscheidung, was zu tun ist.
  - Bearbeiten Sie Aufgaben nach ihrer Wichtigkeit und vermeiden Sie es, sich von »nur« dringenden Aufgaben abzulenken, die vielleicht angenehmer und schneller zu erledigen sind.
  - To-Do-Liste führen und vor der Umsetzung sortieren, z.B. was kann ich vereinfachen, beenden, terminieren, zeitlich begrenzen oder delegieren.
  - Wahlmöglichkeiten und proaktiv Alternativen auf Unvorhergesehenes schaffen.
  - Grobe Tagesplanung am Morgen und Abstimmung mit dem Team.
- *Störungsmanagement:* Störungen erkennen, reduzieren, beenden oder eventuell ignorieren.
- *Kommunikation:* Effektive Besprechungen: Pünktlichkeit, Agenda, klare Ziele, roter Faden, Aktionspunkte, Protokoll etc.
- *Büroorganisation:* Kompetenter Umgang mit Software bzw. gute Schulungen; Verknüpfung von Datenbanken, damit man nicht doppelt eingeben muss, Ordnung, eindeutige Ablagen.
- *Abgrenzung:* Respektvolles Neinsagen, ohne zu fürchten, den guten Kontakt zu Kollegen zu verlieren.
- *Aufschieben vermeiden:* Stellen Sie sich die Vorteile vor, etwas sofort zu tun, statt es auf die lange Bank zu schieben und es den ganzen Tag im »Rucksack« mitzuschleppen.
- *Zeitmanagement im Team:* Chronotypen beachten, sich genug Zeit für Abstimmung und Supervision gönnen.

12. Ziel und Gefühlszustand

»Es ist gut, wenn uns die Zeit, die verrinnt, nicht als etwas erscheint, was uns verbraucht, sondern als etwas, was uns vollendet.« (Buddhistische Weisheit)

Am Ende dieses Rundgangs erreichen Sie schließlich den letzten Einflussfaktor »Inhalt und Gefühl«. Es geht nicht nur um das rein instrumentelle Erreichen von Zielen, sondern darum, dass diese emotional befriedigend sind (vgl. Hüther 2011). Durch die Einbeziehung der Zeitqualitäten ist man nicht permanent unter Zeitdruck (»Task Force Einsatz«), sondern »erfüllt« statt »abgefüllt« und dies – nach einer gewissen Übungszeit – automatisch und routiniert.

C 1.3 Ausblick

»Jenseits von Richtig und Falsch gibt es einen Ort, dort treffen wir uns.« (Rumi, persischer Sufi-Mystiker)

Sie kennen nun die wesentlichen Faktoren, durch die Sie mit den zeitlichen Anforderungen besser umgehen können. Aufgrund der »Nichtplanbarkeit« gilt es, starre Pläne aufzugeben und mit Zeitkompetenz ausgestattet sich den zeitlichen Herausforderungen spielerisch zu stellen.

Ich wünsche Ihnen Zeit und Raum für die wertvollen »Seinszustände« (► Tab. 9.2), die Ihr Einfühlungsvermögen und Ihre innere Zufriedenheit und damit Ihre Begleitungskompetenz erhöhen. Viele wünschen sich, damit häufiger in Kontakt zu sein und nicht erst durch das Lebensende erinnert zu werden, dass man sich zu wenig Zeit dafür genommen hat (O'Kelly 2007; Ware 201).

Wenn dies schwerfällt, ist der erste Schritt das Einrichten von Zeitinseln: der wohlduftende Kaffee/Tee am Morgen, der Mittagsspaziergang im Park, gemeinsame Zeit mit der Familie, der gemütliche Samstagseinkauf auf dem Markt oder einfach der »Genuss von eigener Zeit«.

Ich danke dem Christophorus Hospiz München für Anregungen und wertvolle Gespräche.

Literatur

Andreas C, Andreas T (1995) Der Weg zur inneren Quelle. Paderborn: Junfermannsche Verlagsbuchhandlung.
Baus L (2010) E-Mail-Flut statt Büffeljagd. Offenbach: Gabal.
Bausewein C (2015) Was Palliativmedizin leisten kann. München: Kösel.
Burbach V (2010) ... bis an die Grenze. Hospizarbeit und Palliative Care. Göttingen: Vanderhoek.
Dunphy J (2011) Kommunikation mit Sterbenden. Bern: Huber.
Franklin B (1987, Org. 1748) Advice to a Young Tradesman, Written by an Old One. In: Franklin, B. Writings. New York: Reed Business Information S. 320–322.
Geißler KA (2014) Alles hat seine Zeit, nur ich habe keine, München: Oekom Verlag.
Hatzelmann E (2006) Stress abbauen. Der einfache Weg zu mehr Gelassenheit und Lebensfreude, Baden-Baden: Humboldt.
Hatzelmann E, Held M (2010) Vom Zeitmanagement zur Zeitkompetenz, Weinheim: Beltz.
Hatzelmann E, Held M (2012) Am Limit. In: Leidfaden: Resilienz – Schutzschild der Psyche. Göttingen: Vandenhoek & Ruprecht.
Held M, Geißler KA (Hrsg.) (1995) Von Rhythmen und Eigenzeiten. Perspektiven einer Ökologie der Zeit. Stuttgart: Universitas.
Hüther G (2013) Was wir sind und was wir sein könnten. Ein neurobiologischer Mutmacher, Frankfurt: Fischer Verlag.
Müller M, Pfister D (Hrsg.) (2014) Wie viel Tod verträgt das Team? Göttingen: Vandenhoek & Ruprecht.
Müller-Busch HC (2012) Abschied braucht Zeit: Palliativmedizin und Ethik des Sterbens: Berlin: Suhrkamp.
O'Kelly E (2007) Auf der Jagd nach dem Tageslicht. München: FinanzBuch Verlag.
Rinderspacher JP (2017) Mehr Zeitwohlstand. Für den besseren Umgang mit einem knappen Gut. Freiburg: Herder.

Rock D (2011) Brain at work, Frankfurt: Campus.

Rosa H (2005) Beschleunigung. Die Veränderung der Zeitstrukturen in der Moderne, Frankfurt: Suhrkamp.

Rühle H (2011) Drehbuch für ein perfektes und ein chaotisches Zeitmanagement. Göttingen: Vandenhoek & Ruprecht.

Salzberg S, Droishagen ED (2003) Metta Meditation – Buddhas revolutionärer Weg zum Glück. Geborgen im Sein. Freiburg: Arbor Verlag

Seiwert G (2012) Ausgetrickst. Lieber selbstbestimmt als fremdgesteuert. Abschied vom Zeitmanagement. München: Ariston Verlag.

Seiwert G (2014) Das 1x1 des Zeitmanagement: Zeiteinteilung, Selbstbestimmung, Lebensbalance.München: Gräfe & Unzer.

Spitzer M, Bertram W (2008) Braintertainment: Expeditionen in die Welt von Geist und Gehirn. Frankfurt: Suhrkamp.

Student JC, Mühlum A, Student U (2016) Soziale Arbeit in Hospiz und Palliativ Care. Ernst Reinhardt Verlag: München.

Tropper D (2017) Gemeinsam den letzten Weg gehen. mvg Verlag: München.

Ware B (2015) Fünf Dinge, die Sterbende am meisten bereuen. München. Goldmann.

Wasner M, Pankofer S (Hrsg.) (2014) Soziale Arbeit in Palliative Care. Stuttgart. Kohlhammer.

Zimbardo PG, Boyd J (2009) Die neue Psychologie der Zeit und wie sie Ihr Leben verändern wird. Heidelberg: Springer.

C 2

Theologische Überlegungen zu Zeit und Ewigkeit im Erleben todkranker Menschen

Ulrich Eibach

C 2.1 Vergehende Zeit und Ewigkeit

Alles Leben ist dem Werden und Vergehen in der Zeit unterworfen. Es ereignet sich in der Gegenwart, die schnell zur Vergangenheit wird. Nach evolutionsbiologischer Sicht wird das gegenwärtige Leben letztlich nur durch physikalische, chemische und biologische

C 2 Theologische Überlegungen zu Zeit und Ewigkeit

Gesetzmäßigkeiten kausal bestimmt. Die *Vergangenheit* ist daher die entscheidende Dimension der Zeit. Das Leben entwickelt sich ohne Ziel auf eine primär von der Vergangenheit bestimmte *Zukunft* hin. Diese kann die *Gegenwart* nur bestimmen, wenn es Lebewesen gibt, die über die Fähigkeit verfügen, sich Ziele zu setzen, zu planen, zu entscheiden und das Leben entsprechend zu gestalten. Wenigstens der Mensch ist in der Lage, sein Leben auf eine Zukunft hin zu planen und diesen Plan wirklich werden zu lassen. Die Vergangenheit ist mithin für den Menschen nicht die alles bestimmende Dimension der Zeit.

Wenn ein Mensch wegen Beschwerden zum Arzt kommt, so stellt dieser aufgrund des gegenwärtigen Zustands die *Diagnose* einer Krankheit, die ihre Ursache in physischen oder psychischen Fehlfunktionen hat, die sich in der Vergangenheit entwickelt haben. Der Arzt kann auch eine *Prognose* stellen, wie sich die Krankheit mit oder ohne Behandlung in Zukunft auswirken wird, aber nur soweit das auf der Basis der Diagnose und der therapeutischen Möglichkeiten abschätzbar ist. Das angestrebte Ziel einer Behandlung ist die Heilung. Insbesondere dann, wenn es fraglich ist, ob dieses Ziel erreicht werden kann, sollte der Mensch nicht mehr primär als zu behandelndes *Objekt*, sondern als *Subjekt*, als die Person in den Mittelpunkt rücken, die mit der Krankheit leben muss. Dazu reicht es nicht aus, die Gegenwart nur von der Vergangenheit her in den Blick zu nehmen und von ihr her die Zukunft eines Menschen zu prognostizieren. Es geht darum, wie die Person mit einer unheilbaren Krankheit leben kann, ohne von ihr in der jeweiligen Gegenwart ganz beherrscht zu werden. Damit rückt für das betroffene Subjekt die subjektiv erlebte Zeit und damit die Gegenwart in den Mittelpunkt und mit ihr die *Zukunft* insofern, als dass sie eine erwartete, gefürchtete oder verleugnete Möglichkeit ist. Entscheidend sind also die Fragen: Wie kann ich meine Gegenwart bestehen, was muss ich für meine Zukunft befürchten und was kann ich für sie erhoffen? Die *Vergangenheit* kommt dabei primär unter der Fragestellung in den Blick, wie meine Krankheit auf dem Hintergrund meiner Lebensgeschichte zu verstehen ist, wie sie mit meiner Lebensführung zusammenhängt und was sie für meine Gegenwart und meine Zukunft bedeutet.

Bei Menschen, die an schweren Krankheiten leiden, vermischen sich die *objektiv messbare* und die *subjektiv erlebte Zeit*, weil sie im angedeuteten Sinne medizinisch behandelte Objekte sind und zugleich unter der Krankheit leidende Subjekte. Trotz aller medizinischen Fortschritte bleibt deutlich, dass sich die fließende Zeit unserem Planen und Machen immer auch entzieht. Die Erfahrung der Zeit als vergehende Zeit wird zur Erfahrung der unausweichlichen Endlichkeit des Lebens, des »Seins zum Tode« (vgl. Heidegger 1963, S. 235 ff.), das immer mehr oder weniger von der Sorge und Angst begleitet wird, das Leben zu verlieren. Dabei wird die zur Gegenwart werdende Zukunft von der Vergangenheit verschlungen. Die vergehende Zeit lehrt uns bedenken, »dass wir sterben müssen«, damit »wir klug werden« (Psalm 90,12) und unser Vertrauen auf Gott setzen, der allein unsere zur »Vergangenheit geronnene Lebensgeschichte« davor zu bewahren vermag, vom Tod verschlungen zu werden.

Muss der Mensch sich also damit abfinden, dass die Zeit immer, sowohl als physikalische Größe wie auch als subjektiv erlebte Zeit, vergehende Zeit ist und dass diese und mit ihr der Tod das letzte Wort hat? Soll er dem Ratschlag *B. Brechts* in seinem Gedicht »Gegen Verführung« (1925) folgen: »Lasst euch nicht verführen [...]. Ihr sterbt mit allen Tieren, und es kommt nichts nachher!« Oder soll er versuchen, das möglichst Beste aus dem letztlich immer vom Tod besiegten Leben zu machen und entweder gemäß epikureischer Philosophie jeden Tag des Lebens ohne Gedanken an den Tod genießen oder im Wissen um die Endlichkeit des Lebens so »wesentlich« zu leben, dass das irdische Leben durch sich selbst zu einer vollendeten Ganzheit gestaltet wird (vgl. Heidegger 1963, S. 301 ff.), die nicht auf eine das Leben durch den Tod hindurch bewahrende und vollendende Tat Gottes angewiesen ist? Dabei wird allerdings oft verdrängt, dass das Sterben mehr als eine Folge der Endlichkeit ist, dass es oft mit Leiden, Angst, Verzweiflung und Entmächtigung der Persönlichkeit verbunden ist, in denen der Mensch meist nicht mehr an sich selbst Halt finden kann.

Der christliche Glaube geht davon aus, dass es neben der linearen vergehenden Zeit noch eine andere Seinsweise von Zeit gibt. Es ist die Seinsweise Gottes, die *Ewigkeit* (vgl. Mühling 2007, S. 77 ff.). Sie ist allerdings keine geschaffene Zeit und daher nicht in der Verlängerung der linearen Zeitachse zu finden, die auch dann eine vergehende Zeit bleibt, wenn sie ins Unendliche verlängert wird. Die Ewigkeit Gottes ist Grund und Ursache, Anfang, Mitte und Ende aller geschaffenen und vergehenden Zeit. Es ist mit Gottes ewiger Gegenwart gefüllte Zeit. Das Leben in dieser Zeit ist Teilhabe an Gottes »ewigem Leben«, also die Vollendung des irdischen Lebens zu der Vollkommenheit, zu der es von Gott bestimmt ist, zu der es aber im irdischen Leben nie aus sich selbst gelangen kann. Anfang, Mitte und Ende des irdischen Lebens sind umfasst von Gott, der in sich ewiges Leben ist, das nicht durch die vergehende Zeit verschlungen wird, sondern die irdische Lebenszeit in sich aufnimmt. In der Auferweckung von den Toten bewahrt Gott das beendete oder abgebrochene irdische Leben mitsamt seiner Geschichte vor der Vernichtung und gewährt dem Geschöpf Mensch die Teilhabe an seinem Leben. Gottes Ewigkeit kennt kein Werden, das vom Vergehen verschlungen wird. »Ewiges Leben« ist mit Gottes Gegenwart gefülltes und deshalb erfülltes Leben, ohne dass das endliche Geschöpf mit dem Sein Gottes zu einem Wesen verschmilzt und sich in Gottes Sein auflöst (vgl. Mühling 2007, S. 156 ff.; Ratzinger, J. Benedikt XVI., 2007, S. 90 ff.). Es ist auch nicht nur eine »Verewigung« des beendeten irdischen Lebens, sondern durchaus lebendiges und ereignishaftes neues, aber nicht vergehendes Leben in vollendeter Gemeinschaft mit Gott und Menschen und darin vollendeter Gottebenbildlichkeit des Menschen.

Die Bedeutung der Auferweckung kann mit dem dreifachen Sinn des Verbs *aufheben* beschrieben werden: Erstens *aufheben* im Sinne von abtun, auflösen, vernichten, und zwar das, was vom Leben vor Gottes Urteil nicht bestehen kann; und zweitens *aufheben* im Sinne von *bewahren*, und zwar das, was den Menschen als zeitlich und leiblich begrenztes Geschöpf, als »Ich« und als Person mit einer Lebensgeschichte ausmacht; und drittens *aufheben* im Sinne von hochheben, auf eine höhere Stufe heben und vollenden. Auf die Vollendung des irdischen Lebens in Gemeinschaft mit Gott richtet sich die Hoffnung derer, die an Gott glauben. Daher ist es nicht zuletzt Aufgabe christlicher Seelsorge, den Glauben zu wecken und zu bestärken, dass Gott das Leben zu dem vollenden wird, wozu er es bestimmt hat, nämlich in der Ewigkeit Gottes Gemeinschaft mit Gott zu haben. Dieser Glaube eröffnet eine Hoffnung, die über den Horizont der vergehenden Zeit hinaus schaut. Eine solche Glaubenshilfe soll und kann sich als Lebenshilfe, nicht zuletzt als Hilfe im Sterben erweisen.

C 2.2 Vergehende Zeit und Ewigkeit im Erleben todkranker Menschen

Im biblischen Buch »Prediger« (Kohelet 3) wird betont, dass alles Irdische »seine Zeit hat«. »Geborenwerden hat seine Zeit, sterben hat seine Zeit.« Manche Menschen sterben zur »Unzeit«, zu früh, manche aber auch zu spät, weil sie »sich selbst überleben« oder sie sich den Tod als Erlösung von einem schweren Leben wünschen, er aber nicht wie gewünscht eintritt. Für den Menschen und seine Medizin ist der Todeszeitpunkt letztlich immer noch unverfügbar, es sei denn, der Mensch tötet sich selbst oder wird von anderen getötet. Die Möglichkeiten der Medizin, den Todeszeitpunkt immer weiter auf der linearen Zeitachse hinauszuschieben, lassen die Utopie von der Besiegung des Todes und eines unendlichen Lebens in der vergehenden Zeit aufkommen. Auch wenn die Medizin in dieser Hinsicht weitere Fortschritte machen wird, bleibt die Besiegung des Todes in der vergehenden Zeit doch immer eine Fiktion. Die Zielsetzung, den Tod zu besiegen, hat problematische Auswirkungen auf das medizinische Handeln, das seine Erfolge nach wie vor hauptsächlich an der Länge der Lebenszeit bemisst. Die stetige Verlängerung der Lebenszeit wirft schon heute schwer zu bewältigende soziale und ökonomische Probleme auf. Sie bestimmt zugleich die Erwartungshaltungen der Menschen, die das Leben immer mehr für »machbar« und den Tod mit den Mitteln der Medizin für besiegbar halten (vgl. Eibach 2008, S. 347 ff.).

Diese Erwartungshaltung wird nicht nur von der Medizin erzeugt, sondern wird auch von Menschen an die Mediziner herangetragen. Man hört zwar vor allem von noch gesunden Menschen, dass sie keine Angst vor dem Tod, sondern nur vor dem Sterben haben. Sterben und Tod können aber nicht auseinandergerissen werden. Der Tod ist kein eindeutig definierbarer Zeitpunkt in der linearen Zeit, sondern wie das Leben selbst ein Prozess, der spätestens dann beginnt, wenn ein Fortschreiten einer Krankheit zum Tode unaufhaltsam wird. Der Tod ragt als nichtigende Macht in das Leben hinein, so dass er den Menschen oft zunehmend seiner Lebensmöglichkeiten beraubt. Auch dann nehmen viele Menschen noch alle Möglichkeiten der Medizin in Anspruch, die Zahl der Lebenstage zu vermehren, obwohl die »Erfolge« dann ganz überwiegend nur in einer Verlängerung des oft sehr leidvollen Sterbens bestehen, das durch lebenserhaltende Behandlungen nicht selten noch schwerer wird als es natürlicherweise schon ist. Warum nehmen Menschen das auf sich, wenn angeblich nur das schwere Sterben, aber nicht der Tod zu fürchten ist?

1. Fallbeispiel

Die Tochter einer Patientin B. (68 Jahre) bittet um ein Gespräch mit mir als Klinikseelsorger. Ihre Mutter hat nur noch kurze Zeit zu leben. Sie will das jedoch nicht wahrhaben. Die Tochter ist die einzige Angehörige, wohnt aber in einer entfernten Stadt. Daher muss Vorsorge getroffen werden, wo die Mutter ihr Leben beenden kann. Ich schlage vor, dass wir den Stationsarzt zu einem Gespräch mit der Mutter hinzu bitten. Dieser legt Frau B. nochmals die medizinischen Sachverhalte mit dem Ergebnis dar, dass es keine kurative Therapie mehr für sie gebe. Ich ergänze das dahingehend, dass daher ein Weg gefunden werden müsse, wie sie eine gute medizinische Betreuung und Pflege findet, und schlage ihr die Palliativstation eines Krankenhauses in der Nähe ihres Wohnorts vor. Sie sagt daraufhin: »Da gehe ich nicht hin!« Ich frage: »Warum nicht?« Sie antwortet: »Da stirbt man nur. Dann kann ich gleich den Strick nehmen!« Ich sage: »Sie können so doch nicht mehr alleine zuhause leben?« Sie sagt: »Da muss es doch noch eine Behandlung geben, wenn nicht, bringe ich mich um!« Der verunsicherte Arzt sagt daraufhin, dass es noch eine Behandlung gebe, die aber belastend sei, und dass der Krebs nur zu 30 % darauf anspricht. Frau B. sagt: »Dann will ich die Therapie haben!« Ich frage, was sie sich davon verspricht. Sie sagt: »Dass ich gesund werde.« Ich sage: »Davon hat der Doktor nicht gesprochen; er hat gesagt, dass mit einer geringen Wahrscheinlichkeit das Fortschreiten der Krankheit dadurch etwas verlangsamt werden kann. Damit ist für Sie keine Lösung gefunden.« Die Tochter sagt: »Die Palliativstation ist doch eine gute Lösung!« Daraufhin Frau B.: »Da gehe ich nicht hin, das wäre das Ende.« Ich frage, was denn nun geschehen soll. Sie sagt: »Ich will die Therapie. Wann kann ich die beginnen?«

Warum verweigert sich Frau B. dem Angebot, nicht die Zahl der Lebenstage zu vermehren, sondern für die ihr verbleibenden Lebenstage eine möglichst gute palliativmedizinische Betreuung zu haben? Die Vermutung ist berechtigt, dass sie nicht in erster Linie Zeit gewinnen möchte, um noch wichtige Dinge zu erledigen. In ihrer Mimik, Gestik, der Art und dem Inhalt ihres Sprechens spiegelte sich eine Verzweiflung, eine abgründige Angst vor dem Tod wider, nicht oder nicht nur Angst vor dem Abbruch ihrer Lebenszeit und dem »Nicht-mehr-sein«, sondern panische Angst davor, als Person im »Nichts« ausgelöscht und vernichtet zu werden. Ängste vor der Auflösung der Person, wie sie auch in manchen psychiatrischen Krankheiten auftreten, gehören zu den tiefsten

Ängsten, die Menschen durchleiden müssen. Darin zeigt sich vielleicht die schrecklichste Seite der Herrschaft des Todes über das Leben. Vernichtung ist Auslöschung des gelebten Lebens, das allenfalls im Gedächtnis der in Liebe verbundenen Mitmenschen eine gewisse Zeit weiterlebt, ansonsten aber in die Moleküle zerfällt, aus denen der Körper bestand. Weil Frau B. davor Angst hat, klammert sie sich verzweifelt an die Möglichkeiten der Medizin, die Zahl der Lebenstage zu vermehren. Damit beraubt sie sich selbst der Möglichkeit, in einem Sterben mit guter palliativmedizinischer Betreuung und seelsorgerlicher Begleitung die Erfahrung zu machen, dass das Sterben nicht zerstörerisch sein muss, sondern dass ich in ihm auch getragen werde und dass am Ende des Lebens nicht das »Nichts«, sondern die Teilhabe an Gottes Ewigkeit steht, auf die hin der Mensch sein Leben im Sterben loslassen kann, auch dann, wenn der Tod den Menschen gegen seinen Willen vom Leben abschneidet. Der Tod ist das Ende aller menschlichen Möglichkeiten. Deshalb kann sich der Mensch im Sterben nicht an sich selbst und die Möglichkeiten der Medizin, sondern nur an Gott halten, dessen Ewigkeit ihn im Tode auffängt. Aber diese »transzendente Zukunft« scheint für Frau B. keine Bedeutung zu haben. Sie kennt nur die Zukunft auf der Ebene der vergehenden Zeit. Das Ende ihres Lebens ist daher zugleich seine Vernichtung; es erzeugt abgründige Ängste, die mit allen möglichen Mitteln abgewehrt werden müssen und die die ganze noch verbleibende Lebenskraft verzehren.

2. Fallbeispiel

Frau M. (67 Jahre) wird aus einer entfernten Stadt in die Klinik überwiesen. Es besteht ein noch nicht bestätigter Verdacht auf einen Tumor. Bald nach Beginn unseres Gesprächs erzählt sie mir von einem Traum, den sie vor der Diagnose der Krankheit zuhause hatte. »Ich bin über einen See gegangen und drohte im Wasser zu versinken. Dann kam ein Mann, der hat mich aus dem Wasser gezogen und mich auf seine Schultern genommen und mich ans andere Ufer getragen. Ich glaube, das war Jesus.

Ich bin wach geworden und habe das gleich meinem Mann erzählt. Der hat gesagt: ›Siehst du, du brauchst dir keine Gedanken zu machen. Es ist nichts Schlimmes‹.« Ich frage: »Ist das auch Ihre Meinung?« Sie: »Nein, deshalb wollte ich mit Ihnen darüber sprechen.«

Frau M. kam zu der Erkenntnis, dass der Traum ihr von Gott geschenkt wurde, damit sie den schweren Weg hin zum Tod bestehen kann und nicht in Angst und Verzweiflung versinken muss. Ihr Sohn, Arzt für Onkologie, vermittelte ihr die besten Behandlungen. Sie ging zurück an ihren Wohnort. Öfters schrieb sie mir, wie sehr der Traum sie tröste. Sie fühle sich in allem von Gott getragen und könne auch die Behandlungen einigermaßen gut ertragen. Sie sei dankbar für jeden Tag, den sie ohne große Beschwerden erleben kann. Eines Tages schrieb sie, dass ihr Sohn ihr nochmals eine neue Therapie vermitteln wolle, dass sie aber abgelehnt habe, weil sie deutlich spüre, dass sie bald mit ihrem Retter »Christophorus« am anderen Ufer ankommen werde. Sie schaue dem ohne Angst entgegen. Sie danke Gott für den Traum und mir, dass sie ihn als Vertrauen und Hoffnung vermittelnden Trost verstehen konnte. Gut einen Monat später gelangte sie »ans andere Ufer«. Ihr war es geschenkt, eine Wandlung der Hoffnung vom Überleben in der vergehenden Zeit zur Vollendung des Lebens in Gottes Ewigkeit zu vollziehen. Ein ihr von Gott geschenkter Traum war dabei das »Seil«, das ihr auf dem Weg zum Tod Halt gegeben hat. Sie konnte mit Hilfe des Traums ihren nahenden Tod schon von der Diagnose an annehmen. Und sie erfuhr auf ihrem Weg zum Tod, dass die »Ewigkeit Gottes« schon in der vergehenden Zeit gegenwärtig ist und sie auf ihrem Weg zum Tode umfängt. Daher konnte sie die ihr noch angebotenen medizinischen Möglichkeiten zur Vermehrung der Lebenstage ausschlagen. Die Zukunft ihres irdischen Lebens verlor für sie durch das schon als gegenwärtig erlebte »ewige Leben aus Gott« den Charakter der Zerstörung des Lebens. Sie war vom Glauben getragen: »Meine Zeit steht in Gottes Händen« (Psalm 31,16). Die geschenkten Lebenstage waren für sie zwar keine leichte, aber doch eine nicht vergebliche, ja auch eine »erfüllte Zeit«, nicht zuletzt eine Zeit der Bewährung ihres Glaubens an den Gott, der das »ewige Leben« ist und ihr daran Teil gibt.

3. Fallbeispiel

Herr G. (69 Jahre, Pathologe) und ich waren befreundet. Er starb an amyotropher Lateralsklerose (ALS). Ein Jahr vor seinem Tod sagte er auf einem Spaziergang: »Du weißt, was ich habe und kennst die Krankheit. Ich überlege, ob ich mir das bis zum Ende zumuten will. Ich erwäge, rechtzeitig in die Schweiz zu reisen und die Dienste einer Sterbehilfeorganisation anzunehmen. Was meinst du dazu?« Ich antworte nicht direkt auf die Frage, sage vielmehr: »Ich habe guten Kontakt zur Palliativmedizin. Ich kann nach einem baldigen Termin für dich fragen.« Nach der Beratung in der Palliativmedizin rief er mich gleich an und sagte, dass er sich vom Gedanken, in die Schweiz zu reisen, verabschiedet habe. Dies wurde auf seinem Weg zum Tode auch kein Thema mehr.

Herrn G. war bewusst, wie die Krankheit verlaufen wird bis hin zur völligen Lähmung der Sprech- und Atemmuskulatur. Zu Beginn des zweiten Jahres seiner Krankheit begann er, die »äußeren Dinge« seines Lebens zu ordnen. Dann beschäftigte er sich zunehmend mit geistigen und geistlichen Fragen, z. B. das Verhältnis Materie und Geist und mit den sogenannten Nahtoderlebnissen. Etwa ein halbes Jahr vor seinem Tod wünschte er sich statt Fahrten in die Natur Besuche von Kirchen. Dort hielten wir biblische Lesungen, Zeiten der Stille und des Gebets. Dann nahmen seine Fähigkeiten zu sprechen und zu schreiben schnell ab, so dass er sich nur noch mittels eines mühsamen Tippens von Worten und kurzen Sätzen in sein Notebook mitteilen konnte. In diese Zeit fiel die Geburt einer Enkeltochter, die bald danach mehrmals wöchentlich für einige Stunden in seinem Haus betreut wurde. Das Zusammentreffen von Geburt und Tod in einem Raum vermittelte eine tief berührende Atmosphäre. Er konnte noch mit einigen geschriebenen Worten verdeutlichen, dass er das Enkelkind als Zeichen Gottes dafür verstand, dass auch er durch den Tod hindurch zu neuem Leben bei Gott geboren wird und dass somit nicht der Tod, sondern das von Gott geschenkte Leben das letzte Wort hat.

Als Herr G. nicht mehr zum Verlassen des Hauses fähig war, habe ich bei meinen Besuchen Andachten zu biblischen Texten gehalten. Er saß dabei so, dass er auf die Terrasse, den Garten und den anschließenden Wald blicken konnte. Bei der vorletzten Andacht sprach ich über einen Abschnitt aus dem 2. Brief des Apostels Paulus an die Korinther (4, 18–5,1). »Wir sehen nicht auf das Sichtbare, sondern auf das Unsichtbare. Denn was sichtbar ist, das ist zeitlich; was aber unsichtbar ist, das ist ewig. Denn wir wissen: Wenn unser irdisches Haus, diese Hütte, abgebrochen wird, so haben wir einen Bau, von Gott erbaut, ein Haus, nicht von Händen gemacht, das ewig ist im Himmel.« Ich sprach dann von seinem bevorstehenden Umzug von der irdischen in die himmlische Wohnung. Seine Augen füllten sich mit Tränen. Ich dachte, ich sei mit meinen Darlegungen zum »Auszug aus der irdischen Wohnung« zu direkt geworden. Doch dann tippte er nach einer Weile mühsam in sein Notebook: »Nicht Tränen der Trauer, sondern der Freude. Ich bin gerade durch die Tür gegangen, ich bin schon auf der anderen Seite.« Etwa drei Wochen später starb er wie von ihm gewünscht zuhause.

Herr G. verfügte, dass alle Versuche, die Lebenszeit zu verlängern, vor allem eine künstliche Ernährung und Beatmung, zu unterlassen seien und dass er nur palliative Maßnahmen wünsche. Abgesehen von der palliativen Behandlung, die er in den letzten Wochen brauchte, waren von der Medizin auch keine Hilfen zu erwarten. Worauf darf ein zum Tode kranker Mensch noch hoffen? Hoffnung ist eine Grundbefindlichkeit des Menschen. Kann ein Mensch trotzdem ohne Hoffnung leben? Muss er sich Fiktionen machen und daran klammern, dass sie wirklich werden? Sicher gibt es auch dann, wenn ein Mensch medizinisch gesehen ein »hoffnungsloser Fall« ist und der Tod sich immer schneller nähert, noch vieles, auf das ein Mensch hoffen kann. Bei Herrn G. war es z. B. die Hoffnung, dass er das Heranwachsen seiner Enkeltochter noch eine Zeit erleben kann. Dieser stand jedoch die Hoffnung entgegen, dass sein Weg zum Tode nicht zu lange wird. Deshalb richtete sich seine Hoffnung auch darauf, dass Gott ihm die »tägliche Kraft« gibt, den Weg zum Tod ohne zu große Leiden zu bestehen. Bei Herrn G. vollzog sich zunächst allmählich, dann aber sehr schnell ein Wandel von einer Hoffnung, die sich auf die irdische Zukunft ausrichtet, zu einer Hoffnung, die auf die ewige Gegenwart Gottes, auf die Gemeinschaft mit ihm ausgerichtet ist. Der Apostel Paulus verwendet dazu die Metapher, dass im Sterben unsere »irdische Hütte abgebrochen wird« (2. Kor 5, 1) und dass der Mensch dann in ein von Gott schon erbautes, unsichtbares und unvergängliches »Haus« umzieht. Herr G. kam bei der erwähnten Andacht zu der Gewissheit, dass dieser Umzug für ihn schon während der Andacht stattgefunden hat. Sie trug ihn in den letzten Wochen seines Lebens. Sie waren für ihn eine von dieser Gewissheit erfüllte Zeit.

C 2.3 »Erfüllte Zeit« in der vergehenden Zeit

Ich habe in meinen Ausführungen den Blick nicht zuletzt auf die Zeit Gottes, die Ewigkeit, gerichtet. Sie ist nicht die Verlängerung der vergehenden Zeit ins Unendliche, auch nicht in der Form der Wiederkehr des ewig Gleichen. Gott ist der Schöpfer aller Zeit. Seine Zeit ist »ewige Gegenwart«. Sie umfasst und trägt alle geschaffenen Zeiten. Zwar vermag die irdische Zeit die Ewigkeit Gottes nicht zu fassen, aber die Ewigkeit Gottes kann und will sich in dieser irdischen Zeit so kundtun, dass gerade die todkranken Menschen schon eine von ihr »erfüllte Zeit« erleben können, die sie auch bereit und fähig macht, ihr Leben, ja sich selbst in »Gottes Hand« und in seine Ewigkeit »loszulassen«.

Viele Menschen ringen angesichts des Todes darum, dass ihnen noch Tage gewährt werden, um im bisherigen Leben Unabgeschlossenes zu vollenden, z. B. belastende Angelegenheiten und zerbrochene Beziehungen in Ordnung zu bringen, um vor dem eigenen Gewissen und dem Urteil anderer und auch vor dem Urteil Gottes bestehen zu können. Sehr oft bleiben dazu nicht mehr die Möglichkeit und die Kraft, nicht zuletzt aufgrund belastender Therapien. Deshalb erleben diese Menschen den Tod hauptsächlich als Abbruch eines unvollendeten Lebens. Das Aufscheinen der Ewigkeit Gottes in der endenden Lebenszeit kann davon befreien, dass der Mensch meint, er selbst, andere und auch Gott könnten sein Leben nur bejahen, wenn er ein nach seinen Vorstellungen abgerundetes und vollkommenes Leben als seine eigene Lebensleistung vorzeigen kann. Die Aufklärung hat uns ein Bild vom Menschen vermittelt, nach dem der Mensch vom Stadium der völligen Abhängigkeit von anderen zu einer selbständigen Persönlichkeit reift, die das Angewiesensein auf andere Menschen und auch auf Gott hinter sich lässt und aus sich selbst und durch sich selbst lebt. Gegen dieses idealistische Menschenbild formulierte S. Kierkegaard (1964, S. 5) die prägnante Behauptung: »Gottes zu bedürfen ist des Menschen höchste Vollkommenheit.« Der Mensch vollendet sein irdisches Leben nie zur Vollkommenheit, zur Gottebenbildlichkeit, zu der Gott ihn bestimmt hat. Er bleibt im irdischen Leben immer nur »Gottebenbild im Fragment«, nicht nur weil er unvollkommener Mensch ist, sondern auch, weil er »Sünder« ist, der in seinem Leben vor Gott und Menschen schuldig wurde und diese Schuld letztlich nicht wiedergutmachen kann, sondern auf die vergebende Gnade Gottes angewiesen ist.

Sicher kann und soll der Mensch angesichts des Todes sein Leben bedenken und, soweit es noch möglich ist, in Ordnung bringen, aber auch dann bleibt das Leben ein Fragment. Insofern ist der Tod immer auch Abbruch des Lebens, das auf der Ebene der vergehenden Zeit nie so vollkommen wird, dass es nicht auf die

Vergebung und die Gnade Gottes und das Geschenk des »ewigen Lebens« angewiesen ist. Man muss im Sterben vor sich selbst, vor anderen Menschen und vor allem vor Gott keine Leistungen mehr erbringen. Weil Gott den unvollkommenen Menschen und den Sünder annimmt, darf der Mensch sich auch selbst als solchen annehmen und damit auch den Tod als Abbruch eines unvollkommenen Lebens. Dies kann ihm umso mehr gelingen, wie ihm schon auf dem Weg zum Tode eine von Gottes Gegenwart erfüllte Zeit geschenkt wird. So hat Frau M. (▶ 2. Fallbeispiel) ihren Weg zum Tod erlebt. Eine solch erfüllte Zeit kann man nicht »machen«. Wer sie erlebt, der kann das Leben auf Gott hin loslassen. Herr G. (▶ 3. Fallbeispiel) erlebte die Geburt seiner Enkeltochter als Zeichen einer von Gottes Gegenwart erfüllten Zeit und drückte dies so aus: »Gott hat mir eine Enkeltochter geschenkt, deshalb kann *ich* jetzt mein irdisches Leben loslassen!«

Literatur

Eibach U (2008) Medizinischer Fortschritt und die Krise der Ziele der Medizin. In: Zeitschrift für medizinische Ethik 54 (2008), 347–362.

Heidegger M (1927) Sein und Zeit. Tübingen. 10. unveränderte Auflage. Tübingen: Max Niemeyer Verlag 1963.

Kierkegaard S (1844) Vier erbauliche Reden. Gesammelte Werke: 13. und 14. Abteilung. Düsseldorf: Eugen Diederichs Verlag 1964. S. 5–34.

Mühling M (2007) Grundinformationen Eschatologie. Göttingen: Vandenhoeck & Ruprecht Verlag.

Ratzinger J, Benedikt XVI (2007) Eschatologie. Tod und ewiges Leben. Regensburg: Verlag Friedrich Pustet.

C 3

Über den Umgang mit der Zeit in unterschiedlichen Kulturen

Manfred Gaspar

In seiner Abhandlung »Über die Zeit« – für viele ein Standardwerk – heißt es bei Norbert Elias im Vorwort:

> »›Wenn man mich nicht fragt, was Zeit ist, weiß ich es‹, sagte einst ein kluger alter Mann, ›wenn man mich fragt, weiß ich es nicht.‹ Warum frage ich?« (Elias 2014, S. VII)

Etymologisch leitet sich das Wort *Zeit* aus der Natur ab. Ursprünglich war es einmal die Bezeichnung für *Ebbe und Flut*, erkennbar sowohl im englischen *tide* als auch in unseren *Gezeiten* (Legros 1998, S. 31). Sowohl im interkulturellen Vergleich als auch im Hinblick auf unser Verhältnis zur Zeit erscheint es sinnvoll, zwischen zyklischem und linearem Zeitverständnis zu differenzieren.

C 3.1 Zeit als zyklisches Geschehen

Zyklische Zeitvorgaben betreffen alle Lebewesen. Tag und Nacht, Sonne und Mond und schließlich die Jahreszeiten dienen den Menschen zur Planung des täglichen Lebens. Auf regelmäßig Wiederkehrendes ist Verlass. Es gibt Sicherheit (Payer 2006, S. 14). Bauern und Handwerker lebten lange in saisonal bedingten Zeitmaßen, vorgegeben durch die Jahreszeiten. Unterbrochen wurde die Arbeitszeit von den sich wiederholenden kirchlichen Feiertagen, die sich zum Teil am Mondzyklus orientierten.

Die tägliche Arbeitszeit orientierte sich am Sonnenstand bzw. an den Ansprüchen der Haustiere, die ebenfalls durch Tag und Nacht geprägt sind. Kritiker der Sommerzeit führen dieses Phänomen immer wieder ins Feld. Der Soziologe Gerhard Schmied betont, dass regelmäßige Feste das Bewusstsein der Wiederkehr bestärken. Als Nachweis dienen ihm Initiationsriten, die oft eine Wiederholung der Geburt darstellen sollen und Riten an kirchlichen Festen (Schmied 1989, S. 118–127). Auch heute noch prägen kirchliche Fasten- und Festzeiten unser Jahr. Für viele Menschen beginnt jeweils am 11.11. um 11:11 Uhr die fünfte und damit wichtigste Jahreszeit.

Bereits im Altertum wurden Voraussagen für Glück und Unglück ganzer Völker aus den zyklischen Umlaufzeiten der Planeten und ihrer Monde abgeleitet. Betrachtet man das Riesenangebot an Horoskopen in unserer Zeit, zeigt sich, dass der Glaube an von Gestirnen bestimmte Glücks- oder Unglückstage durchaus noch lebendig ist.

In Asien spielt zyklisches Zeitverständnis eine ungleich größere Rolle als bei uns. Immer noch sind die traditionellen Kalender für das alltägliche Leben wichtiger als die offiziellen Weltkalender. Verbreitet ist z. B. der Jahreszyklus der zwölf Tiere, beginnend mit der Ratte, gefolgt u. a. vom Ochsen, Tiger und Pferd. Auch gibt es einen Monatszyklus und einen Tageszyklus der zwölf Tiere.

Ob zwei Menschen zusammenpassen, liest man aus dem Tierjahr ab. So passen Affe und Schlangen nicht zusammen, wohl aber Affe und Hund. Verbindet man die zyklischen Jahresmerkmale, kann ein bestimmtes Geburtsjahr verheerende Folgen haben. So blieben viele im Jahre 1966 geborene Japanerinnen unverheiratet, weil sie in einem Jahr geboren wurden, in dem das Element Feuer mit dem Jahr des Pferdes zusammengefallen ist. Und so ging 1966 die Geburtenrate um ein Viertel zurück.

Als spannende Frage stellt sich, ob im Jahr 2026, dem nächsten Feuer-Pferd-Jahr, durch elaborierte pränatale Geschlechtsvorhersagen ermöglicht, überwiegend Jungen geboren werden (Payer 2006, S. 15 f.). In China wurde übrigens für 2017 ein ganz besonderes, weil unvorhersagbares Jahr erwartet. Das »Jahr des Hahnes« nämlich ist mit dem Element des Feuers verbunden. Eine Konstellation, die es nur alle sechzig Jahre gibt und die als besonders »explosiv« gilt.

C 3.2 Zeit linear betrachtet

Lineare Zeit definiert sich über einen festgelegten Anfang und ein Ziel. So konnten die Menschen im Mittelalter ihr Leben als eine leicht aufwärts führende Linie deuten, die nach dem Tod in Ewigkeit weiterläuft. Wichtig für ein lineares Zeitverständnis ist zudem eine eindeutige Jahreszählung.

So geht unserem heutigen linearen Zeitverständnis mit dem selbstverständlichen Blick auf die funkgesteuerte Armbanduhr oder den funkgesteuerten Wecker eine lange Entstehungsgeschichte voraus. Für viele Forscher gilt als frühester Fixpunkt für unser europäisches Zeitverständnis die Herrschaft des babylonischen Königs Nebukadnezar von 777 Jahre vor Christi Geburt an. Sie weisen darauf hin, dass die Erfindung der Schrift die lineare Zeitvorstellung begünstigt hat. So gehört zu unserem System ein eindeutiger, fixer Tag für den Jahreswechsel. Der 1. Januar als erster Tag eines neuen Jahres wurde 46 vor Christi Geburt mit dem julianischen Kalender von Caesar verbindlich eingeführt. Dieser Tag wurde dann von der christlichen Kirche übernommen, wobei die Kirche versuchte, den Tag zu einem Buß- und Fastentag zu erklären, um den teilweise wilden Festen, vor allem in Frankreich, entgegenzuwirken.

In Deutschland, Skandinavien und bei den Angelsachsen war bis zur frühen Neuzeit der 25. Dezember der Neujahrstag, den auch Martin Luther übernehmen wollte. Eine fortlaufende, überall gültige Jahreszählung hat sich im Abendland erst allmählich durchgesetzt und wurde von Papst Innozenz XII. im Jahr 1691 erstmals als verbindlich erklärt. Zur Vorausberechnung der Osterdaten setzte der römische Abt Dionysius Exiguus im Jahr 525 das Geburtsjahr von Jesus Christus an. Diese Zählung hat sich dann bis zur Jahrtausendwende durchgesetzt, auch wenn wahrscheinlich die Geburt Christi nicht im angenommenen Jahr stattgefunden hat. Folgt man Johannes Keplers Berechnungen (Prause 2017), wurde Jesus Christus im Jahr sieben vor Christi Geburt geboren.

Die Einteilung in Monate bezog sich ursprünglich auf die Mondphasen. Die Einteilung der Woche in sieben Tage stammt aus Babylonien, basierend auf astrologischen Grundlagen. Die Aufteilung eines Tages in feste, gleich lange Stunden hat sich ebenfalls erst allmählich durchgesetzt. Für das tägliche Leben der Bauern auf dem Land waren die Bezeichnungen Morgen, Mittag, Abend und Nacht ausreichend. Sogar die Maßeinheit für Flächen leiteten sich daraus ab. Ein Feld war so groß, dass man es an einem oder mehreren Morgen bearbeiten konnte.

Auch für die Größe von Gebieten wurden Tage oder Monate angegeben. So sprach Papst Urban II. in seiner berühmten Predigt, in der er 1095 zum Kreuzzug aufrief, davon, dass das Volk im Perserreich schon das Griechenreich verstümmelt und sich ein Gebiet einverleibt hätte, »das zu durchwandern, zwei Monate Reisen nicht hinreichen« (Borst 1979, S. 32). Maßeinheiten für kurze Zeiteinheiten war die Dauer des Sprechens eines Gebetes, z. B. des Vater Unser.

In den Städten des späten Mittelalters entstand dann eine neue Zeitkultur. Die Kaufleute erkannten den Wert und den Preis der Zeit, in dem sie Handelsnetze aufbauten, Geld ausliehen und die Dauer von Handwerksarbeit berechneten. Das Bedürfnis nach exakter Zeitmessung führte um 1300 zur Erfindung der Räderuhr, die eingesetzt auf Glockentürmen auch akustisch mindestens die vollen Stunden verkündete. In Dörfern war die Kirchturmuhr lange Zeit die entscheidende Uhr, nach der sich alle Menschen richteten. Linear, wenngleich lang, war dann auch der Weg zur heutigen Digitaluhr.

C 3.3 Zeitliches Erleben: Uhrzeit versus Ereigniszeit

Nun schließen sich zyklisches und lineares Zeitverständnis nicht gegenseitig aus. Kulturelle Unterschiede bestehen in der Betonung des Einen oder des Anderen. Um diese Unterschiede im heutigen Zeitverständnis besser zu verstehen, eignet sich eine Differenzierung in zeitbewusste und zeitvergessene Länder. Peter Collett (2004) zählt zu den »zeitbewussten« europäischen Ländern Deutschland, die Schweiz, Schweden, Norwegen, Dänemark und Großbritannien, zu den »zeitvergessenen« hingegen Spanien, Portugal und andere südeuropäische Länder.

Man kann diese Unterscheidung auf die gesamte Erde ausdehnen: die sogenannten »Entwicklungsländer« fallen unter die Rubrik der Zeitvergessen, während z. B. Japan den zeitbewussten Kulturen zuzuordnen ist. In den zeitbewussten Ländern wird Zeit deshalb wie ein Rohstoff behandelt, der knapp ist und den man klug nutzen muss. Ein Manager, der sofort Zeit hat, etwas zu tun, wird demzufolge misstrauisch angesehen.

Dauerüberlastung wird zum »Statussymbol« – der Herzinfarkt zur Auszeichnung, zum »Eisernen Kreuz« der Wohlstandsgesellschaft. Zum höchsten Lob für einen Arzt wird, dass er sich Zeit für seine Patienten nimmt. Ein Funktionieren dieses Prinzips setzt natürlich eine Gesellschaft voraus, in der Schnelligkeit einen höheren Wert hat als Langsamkeit, in der Zeitnot als absolutes Statussymbol gilt. Natürlich kann die Behauptung von Zeitmangel auch als Strategie zur Abwehr zusätzlicher oder unangenehmer Aufgaben gesehen werden. Und dann gibt es Menschen, die sich aus Angst vor einem Mangel an Zeitmangel durch (selbstgemachten) Zeitdruck in Bewegung halten – weil sie nicht wüssten, was sie täten, wenn sie Zeit hätten.

Solange ein Mensch allerdings in der Lage ist zu sagen, dass er keine Zeit hat, hat er zumindest genügend Zeit, dies zu sagen. Ein nur scheinbarer Widerspruch, auf den bereits Shakespeares Julia ihren Romeo hinweist, wenn sie ihm sagt:

»Wie außer Atem sein, wenn du Atem hast, um mir zu sagen, dass du keinen hast.« (Geissler und Geissler 2015, S. 51)

Zeitvergessenheit zeigt sich z. B. an Unpünktlichkeit. Schon mit dieser Wortwahl deutet sich an, dass ein unpünktliches Verhalten als schlecht oder zumindest unhöflich empfunden wird, ist doch »Pünktlichkeit« ein in Deutschland moralisch hoch aufgeladener Begriff, der einhergeht mit der Vorstellung von Zuverlässigkeit. Beurteilt natürlich mit unseren zeitbewussten Wertmaßstäben. Und die gelten wahrhaftig nicht weltweit, wie ein Beispiel aus Sri Lanka zeigt, in dem es um das Treffen einer Verabredung geht:

»Okay, wir treffen uns um sieben Uhr am Strand und wenn ich um acht noch nicht da bin, wartest Du bis neun und gehst dann um zehn Uhr nach Hause.« (Geissler und Geissler 2015, S. 40)

Margarete Payer, die in Bolivien gelebt hat, betont, dass es dort unhöflich wäre, zu einer privaten Einladung pünktlich zu erscheinen, der Gastgeber stände vielleicht gerade noch unter der Dusche. Weiter schildert sie das am Beispiel einer Zeiteinteilung für einen Kongress in La Paz. Laut Programm sollte die Nachmittagsveranstaltung um 14:30 Uhr beginnen. Der erste Referent, ein wichtiger Politiker, war intern für 15 Uhr eingeladen unter der Annahme, dass er dann um 15:30 Uhr kommt und die meisten Teilnehmer eingetroffen sein würden. Leider war nicht bekannt gewesen, dass dieser Politiker zu den pünktlichen Bolivianern gehörte – er war zwar da, aber es gab fast keine Zuhörer (Payer 2006, S. 24).

Allgemein – so Margarete Payer – ließe sich vermuten, dass eine hohe Korrelation zwischen Zeitbewusstsein und wirtschaftlichem Erfolg bestehe. Je besser es einem Land also ökonomisch gehe, desto zeitbewusster sei es. Allerdings verwirft sie die These, dass »Zeitvergessenheit« als ein Grund für »Unterentwicklung« anzusehen wäre, sondern vermutet, dass »Zeitvergessenheit« aus Unterentwicklung resultiere:

Wenn man arm sei, dann äße man dann, wenn man etwas zu essen habe. Man arbeite, wenn sich Arbeit finde, völlig unabhängig von der Uhrzeit. Nicht korrektes Zeiteinhalten könne aber auch daher rühren, dass man mehrere Jobs nebeneinander brauche, um überleben zu können. Beim ersten Job gehe man zu früh und beim zweiten komme man zu spät. Sollten familiäre Pflichten rufen, verschwinde man vom Arbeitsplatz, da solche Pflichten, z. B. im Krankheitsfall eines Angehörigen, wichtiger seien. Außerdem fehlten Anreize für pünktliches Erscheinen, pünktliche Lieferung oder Überstunden (Payer 2006, S. 25). Da die meisten Menschen für das, was sie tun, schlecht bezahlt werden, ist der Lohn für Pünktlichkeit und zuvorkommende Höflichkeit in vielen Fällen unbedeutend. Zeit ist eben oft »kein« Geld in vielen Ländern, in denen die »Uhrzeit« eine untergeordnete, die »Ereigniszeit« eine übergeordnete Rolle spielt.

Alan Lightman (1993) beschreibt brillant das Wesen der »Ereigniszeit« in seinem Romandebut »Und immer wieder die Zeit«:

C 3 Über den Umgang mit der Zeit in unterschiedlichen Kulturen

»In einer Welt, in der die Zeit nicht gemessen werden kann, gibt es keine Uhren, keine Kalender, keine eindeutigen Verabredungen. Ereignisse werden durch andere Ereignisse ausgelöst. Man beginnt mit dem Hausbau, wenn das Bauholz und die Steine an der Baustelle eintreffen. Der Steinbruch liefert Steine, wenn der Steinbruchbesitzer Geld braucht... Züge fahren vom Bahnhof, wenn alle Waggons besetzt sind.« (Lightman 1993, S. 144 f.)

Anthropologen haben viele Beispiele für zeitgenössische Ereignisse zusammengetragen. So untersuchte Philip Bock den zeitlichen Ablauf der Totenklage bei den Micmac-Indianern in Ostkanada.

Er stellte fest, dass diese Totenklage klar in Versammlungszeit, Gebetszeit, Gesangszeit, Pause und Essenszeit eingeteilt werden kann. Aber es zeigte sich auch, dass keine dieser Zeiten direkt mit der Uhrzeit verbunden ist. Die Trauernden bewegen sich einfach im gegenseitigen Einverständnis von einem Ereignis zum anderen. Wann beginnen und beenden sie einen Abschnitt? Nun, wenn die Zeit dafür reif ist (Bock 1964; Levine 2011, S. 137).

Viele Menschen benutzen ihre sozialen Aktivitäten, um die Zeit festzulegen, statt sich die Zeit von ihren Aktivitäten festlegen zu lassen. In Teilen Madagaskars bekommt man zum Beispiel auf die Frage, wie lange etwas dauert, eine Antwort wie: »Die Zeit, die man zum Reiskochen braucht« (etwa eine halbe Stunde) oder »solange es dauert, eine Heuschrecke zu braten« (einen kurzen Augenblick). Viele arabische Kulturen rund um das Mittelmeer kennen nur drei Zeitzustände: Gar keine Zeit, jetzt (wobei die Dauer variiert) und ewig (zu lange). Deshalb erleben amerikanische Geschäftsleute entnervende Kommunikationsprobleme, wenn sie Araber dazu bringen wollen, zwischen verschiedenen Zeiträumen des Wartens zu unterscheiden – z. B. zwischen einer langen und einer sehr langen Zeit (Payer 2006, S. 25).

In einem armen Land lässt der staatliche Angestellte, der Postangestellte, der Fahrkartenverkäufer andere warten, um seine Macht zu zeigen und/oder um eine Bestechung zu erhalten. Eine Visa-Behörde in Thailand wurde vor 25 Jahren kafkaesk erlebt. Heute ist das entsprechende Amt stolz darauf, nach DIN ISO zertifiziert zu sein (Weber 1986). Der Umgang mit Zeit hängt auch von der Einstellung zu Vergangenheit, Gegenwart und Zukunft ab. Mangelnde Zukunftsperspektiven verstärken die Bedeutung der Gegenwart, wie Christian Graf von Krockow in einem fiktiven Gespräch zwischen einem Deutschen (D.) und einem »Eingeborenen« (E.) zeigt (von Krockow 1989, S. 79 ff.):

> D.: »He, Du da, warum arbeitest Du nicht?«
> E.: »Aber warum soll ich denn arbeiten?«
> D.: »Damit Du Geld verdienst!«
> E.: »Und wozu soll ich Geld verdienen?«
> D.: »Um Dir ein Sparkonto anzulegen.«
> E.: »Ja, aber wozu brauche ich denn ein Sparkonto?«
> D.: »Zum Teufel, dafür, dass Du im Alter nicht zu arbeiten brauchst!«
> E.: »Na, das tue ich jetzt, wo ich jung bin, doch auch schon nicht!«

Pünktlichkeit ist einer der am höchsten geschätzten Werte in der protestantischen Ethik. Die Erwartung von Pünktlichkeit setzt aber voraus, dass die Menschen planen und ihre Zukunft kontrollieren können. Wunderbar nachzulesen in Max Webers Aufsatz »Die protestantische Ethik und der Geist des Kapitalismus« (Weber 1986).

C 3.4 Lebenstempo im Vergleich

Robert Levine verdanken wir eine Landkarte der Zeit, auf der er das Lebenstempo in 31 Ländern im Vergleich zeigt (Levine 2011). Als Indikator für die Arbeitsgeschwindigkeit wurde die Zeit gewählt, die ein Postangestellter benötigt, um einem Kunden eine Standardbriefmarke zu verkaufen. Als weiterer Indikator maß man die Gehgeschwindigkeit in verschiedenen Ländern. Dabei wurde die Geschwindigkeit festgehalten, mit der Fußgänger im Bereich der Innenstadt eine Strecke von 20 Metern zurücklegen. Als dritten und letzten Indikator für das Lebenstempo verglich man die Genauigkeit öffentlicher Uhren mit der tatsächlichen Zeit.

C 3 Über den Umgang mit der Zeit in unterschiedlichen Kulturen

Dabei traten zum Teil erhebliche Differenzen auf. Auffallend ist, dass acht der neun schnellsten Länder in Westeuropa zu finden sind. Gründe hierfür sind die Faktoren Wirtschaftskraft und Klima. Allerdings – so Levine – gebührte eigentlich Japan der erste Platz in der Gesamtwertung. Er vertritt die Meinung, dass Japan das wahrscheinlich schnellste Land der Welt sei. Jedoch musste sich Japan beispielsweise bei dem Vergleich der Bedienungszeiten der Post mit dem vierten Platz zufriedengeben, da die Postangestellten zum Teil die Briefmarken in kunstvolle kleine Päckchen einwickelten. Außerdem wurden sie zumeist ungefragt mit einer Quittung überreicht (Levine 2011, S. 181).

Einen Sonderfall in Bezug auf das Lebenstempo stellt auch Indien dar, welches zuerst in den Vergleich mit aufgenommen werden sollte. Nachdem aber mehrfach in Postämtern kein Wechselgeld vorhanden war oder aber trotz eigentlicher Öffnungszeiten das Postamt geschlossen vorgefunden wurde, konnte Indien nicht in die Wertung einbezogen werden (Kappauf 2006, S. 65).

Weitere, insbesondere im medizinischen und zumal im palliativmedizinischen Kontext, wichtige Dimensionen von Zeit umfassen die »subjektive« (gefühlte) und die »objektive Zeit«.

So spielt im Zeiterleben von Behandlern die »objektive Zeit«, oft analog zur Uhrzeit, eine maßgebliche Rolle. Die Tage unterliegen einer Taktung. Es gibt Arbeits- bzw. Dienstzeiten und es gibt Freizeit. Oft herrscht Zeitdruck. Zeitmanagement spielt eine große Rolle. Schnitt-Naht-Zeiten bei einer Operation und Verweilzeiten der Patienten bilden erlösrelevante Faktoren.

Ein wichtiger Fokus ist auf Überlebenszeit oder Remissionszeit gerichtet – oder auf die Zeit bis zur Krankheitsprogression (time to progression, TTP), die vielfach therapeutisch verlängert werden kann. Unter Lebensqualitätsaspekten ist die beschwerdefreie Zeit ohne Krankheitssymptome oder Behandlungsnebenwirkungen (time without symptoms, TWIST) eine wichtige Messgröße (Kappauf 2006, S. 65).

C 3.5 Zeiterleben im palliativen Kontext

Die »subjektive« (gefühlte) Zeit spielt im Zeiterleben von Patienten eine ungleich bedeutendere Rolle. Onkologische Erkrankungen – unabhängig von ihrer Heilbarkeit – führen zumeist zu einer Art von Lebensbilanz mit der Frage, welche Zeiten bisher überwogen haben: *Gelebte* oder *Verlebte*? Denn fast immer bedeutet eine onkologische Diagnose die Konfrontation mit der eigenen Endlichkeit. Bis zu diesem Zeitpunkt waren immer nur »die Anderen« sterblich. Die, deren Beerdigung man beigewohnt oder deren Todesanzeige man gelesen hatte.

Daraus resultiert mit einem gewissen Automatismus die Frage nach Lebenszeit und/oder Leidenszeit. Hoffnungen erwachsen darauf, Zeit zu gewinnen. Wartezeiten in Kliniken oder Praxen werden als unendlich lang erlebt – insbesondere im Kontext mit angstbesetzten Interventionen. Obwohl oft nicht mehr viel Zeit bleibt, erscheint es den Betroffenen wichtig, sich mehr Zeit zu nehmen. Jahreszeiten und Feste bekommen eine andere Bedeutung, werden intensiver erlebt. Und auch wenn sich das Zeiterleben von Behandlern und Patienten in der Onkologie einmal ähneln mag, unterscheidet es sich doch diametral. Dann nämlich, wenn sich Ärzte und Pflegende unter Zeitdruck die Frage stellen: »Habe ich die Zeit für das Notwendige?« und sich Patienten fragen: »Wie viel Zeit habe ich noch?« (Kappauf 2006, S. 65).

Zunehmend werden (wieder) Möglichkeiten der inneren Vorbereitung eines Sterbenden auf seinen Tod und damit auf den Abschied von der irdischen Welt thematisiert, der *Zeitlichkeit*, mit dem Wunsch, Gottes Segen zu erwirken. Das »Zeitliche segnen« ist eine seit der zweiten Hälfte des 17. Jahrhunderts gebräuchliche Metapher für das Sterben. Der eigentlich »Segnende« ist dabei Gott, der damit den für besonders wirksam gehaltenen Wunsch des Sterbenden erfüllt.

Welch tröstliche Vorstellung – und die damit verbundene Hoffnung auf genügend Zeit, »das Zeitliche segnen« zu können.

C 3.6 Ein zeitloses Ende

Aus heutiger Sicht wahrhaft zeitlos sind literarische Betrachtungen des Phänomens der Zeit. Besonders überdauernd sind hier die Quellen, die sich im Bereich von Märchen erschließen lassen, beispielhaft in »Der Tod und der Gänsehirt« (Janosch 1976, S. 238 f.):

> Einmal kam der Tod über den Fluß, wo die Welt beginnt. Dort lebte ein armer Hirt, der eine Herde weißer Gänse hütete.
> »Du weißt, wer ich bin, Kamerad?« fragte der Tod.
> »Ich weiß, du bist der Tod. Ich habe dich auf der anderen Seite hinter dem Fluß oft gesehen.«
> »Du weißt, daß ich hier bin, um dich zu holen und dich mitzunehmen auf die andere Seite des Flusses?«
> »Ich weiß. Aber das wird noch lange sein.«
> »Oder wird nicht lange sein. Sag, fürchtest du dich nicht?«
> »Nein«, sagte der Hirt. »Ich habe immer über den Fluß geschaut, seit ich hier bin, ich weiß, wie es dort ist.«
> »Gibt es nichts, was du mitnehmen möchtest?«
> »Nichts, denn ich habe nichts.«
> »Nichts, worauf du hier noch wartest?«
> »Nichts, denn ich warte auf nichts.«
> »Dann werde ich jetzt weitergehen und dich auf dem Rückweg holen. Brauchst du noch etwas, wünschst du dir noch was?«
> »Brauche nichts, hab' alles«, sagte der Hirt. »Ich habe eine Hose und ein Hemd und ein Paar Winterschuhe und eine Mütze. Ich kann Flöte spielen, das macht mich lustig. Meine Gänse verstehen nicht viel von Musik.«
> Als der Tod nach langer Zeit wiederkam, gingen viele hinter ihm her, die er mitgebracht hatte, um sie über den Fluß zu führen. Da war ein Reicher dabei, ein Geizhals, der Zeit seines Lebens wertvolles und wertloses Zeug an sich gerafft hatte: Klamotten, auch Gold und Aktien und fünf Häuser mit etlichen Etagen. Der Mann jammerte und zeterte: »Noch fünf Jahre, nur

noch fünf Jahre hätte ich gebraucht, und ich hätte noch fünf Häuser mehr gehabt. So ein Unglück, verfluchtes!« Das war schlimm für ihn.

Ein Rennfahrer war unter ihnen, der Zeit seines Lebens trainiert hatte, um den großen Preis zu gewinnen. Fünf Minuten hätte er noch gebraucht bis zum Sieg. Da erwischte ihn der Tod.

Ein Berühmter war dabei, dem ein Orden gefehlt hatte, nur ein einziger Orden, für den er Jahre aufgewendet hatte, da holte ihn der Bruder Tod. Das war schlimm für ihn.

Dann war da ein junger Mensch, der hatte an seiner Braut gehangen, denn sie waren ein Liebespaar gewesen, und keiner konnte ohne den anderen leben. Ein schönes Fräulein war dabei mit langen Haaren. Und viele Reiche, die jetzt nichts mehr besaßen, und noch mehr Arme, die jetzt auch nicht das besaßen, was sie gerne hätten haben wollen.

Ein alter Mann war freiwillig mitgegangen. Aber auch er war nicht froh, denn siebzig Jahre waren vergangen, ohne daß er das bekommen hatte, was er hatte haben wollen. Schlimm für sie alle.

Als sie an den Fluß kamen, wo die Welt aufhört, saß dort der Hirt. Und als der Tod ihm die Hand auf die Schulter legte, stand er auf, ging mit über den Fluß, als wäre nichts, und die andere Seite hinter dem Fluß war ihm nicht fremd. Er hatte Zeit genug gehabt, hinüberzuschauen, er kannte sich hier aus, und die Töne waren noch da, die er immer auf der Flöte gespielt hatte; er war sehr fröhlich. Das war schön für ihn.

Was mit den Gänsen geschah? Ein neuer Hirte kam.

Janosch, Der Tod und der Gänsehirt, in: Das große Janosch-Buch, Weinheim Basel 1976, S. 238 f., © Little Tiger Verlag GmbH, Gifkendorf.

Literatur

Bock P (1964) Social structure and language structure. Southwestern Journal of Anthropology, 20: 393–403.

Borst A (1979) Lebensformen im Mittelalter. Hamburg: Nikol Verlag.

Collett P (2004) Ich sehe was, was du nicht sagst. München: Ehrenwirth.

Elias N (2006) Über die Zeit. Arbeiten zur Wissenssoziologie II. 11. Aufl. Berlin: Suhrkamp.

Geissler KA, Geissler J (2015) Time is honey. Vom klugen Umgang mit der Zeit. München: oekom verlag.

Janosch (1976) Das große Janosch Buch. Weinheim und Basel: Beltz & Gelberg Verlag.

Kappauf H (2006) Zeitwahrnehmung von Patienten und Behandlern. In: Schumacher A., Broeckmann S. (Hrsg.) Zeitwahrnehmung und Zeitperspektiven in der Psychoonkologie. dapo-Jahrbuch 2005. Lengerich: Pabst Science Publishers. S. 64–71.

Legros W (1998) Was die Wörter erzählen. Eine kleine etymologische Fundgrube. München: Deutscher Taschenbuch Verlag.

Levine R (2011) Eine Landkarte der Zeit. Wie Kulturen mit Zeit umgehen. München: Piper.

Lightman A (1993) Und immer wieder die Zeit. Hamburg: Hoffman und Campe.

Payer M (2006) Die Zeit, die ist ein sonderbares Ding. In: Schumacher A., Broeckmann S. (Hrsg.) Zeitwahrnehmung und Zeitperspektiven in der Psychoonkologie. dapo-Jahrbuch 2005. Lengerich: Pabst Science Publishers, S. 14–30.

Prause G (2017) In Wahrheit fand der Mord nicht statt. Zeit-Online. Verfügbar unter https://www.zeit.de/1977/48/in-wahrheit-fand-der-mord-nicht-statt/seite-3, Zugriff am 13.01.20.

Schmied G (1989) Zyklische Zeit – lineare Zeit. In: Wendorff R. (Hrsg.) Im Netz der Zeit: Menschliches Zeiterleben interdisziplinär. Stuttgart: Wissenschaftliche Verlagsgesellschaft. S. 118–127.

Schumacher A, Broeckmann S (Hrsg.) (2005) Zeitwahrnehmung und Zeitperspektiven in der Psychoonkologie. dapo-Jahrbuch 2005. Lengerich: Pabst Science Publishers.

Von Krockow C (1989) Wie uns die Stunde schlägt: Mensch und Gesellschaft im Wandel der Zeitorganisation. In: Wendorff R (Hrsg.) Im Netz der Zeit: Menschliches Zeiterleben interdisziplinär. Berlin: Wissenschaftliche Verlagsgesellschaft.

Weber M (1986) Die protestantische Ethik und der Geist des Kapitalismus. In: Gesammelte Aufsätze zur Religionssoziologie Band 1. Tübingen: J.C.B. Mohr.

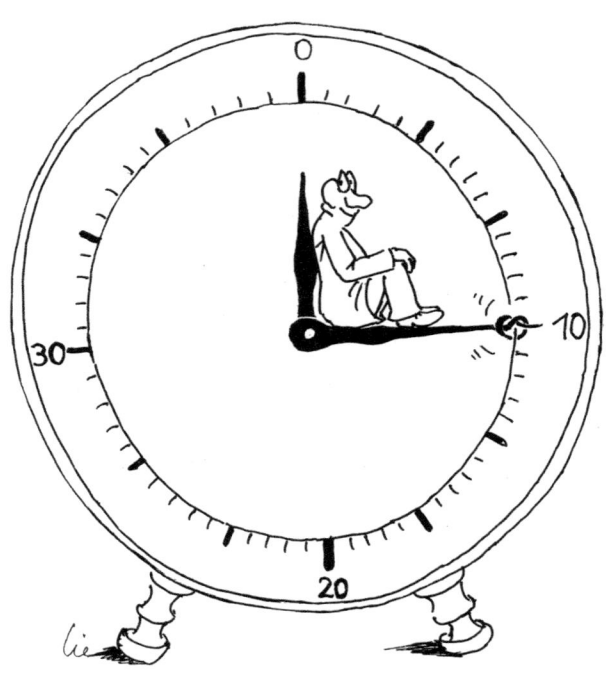